がん治療、健康診断、成人病対策……

医者にかからない幸福

「おせっかい医療」から自分を守るために

木村盛世
Moriyo Kimura

ビジネス社

はじめに

「医療はだれのためにあるのか」。この問いは、長い介護の末失った母を思うたびに、私の心にこだましてきました。私が13歳のとき亡くなった父の死後、そのショックからか、1型糖尿病を発症しました。1型は通常の糖尿病とは異なり、インスリンが治療に必要になります。母の場合は、この中でもブリットル型という、血糖値が乱高下する、治療が非常に難しいタイプでした。私が医師になったのも、母の病気を何とかしたいという気持ちからでした。

母は、病身をおして、私の2人の娘たちをみるために、アメリカに来てくれました。日本語を話す機会がほとんどなかった娘たちが日本語を話しだしたのも、母が日本語で話しかけてくれたからでした。大学や友人たちのサポートはありましたが、それでも孤独の中で生きていた私は、いつの間にか、日本語会話ができなくなっていたのでした。

母と娘たちと4人のアメリカ生活はとても楽しいものでした。秋になると、町中から車で10分も行けば、大きなカボチャやリンゴ畑が無数にあります。ボルチモア近くのオーシャンシティは冬でも暖かく、休みの日にはビーチで寝転がることもできました。60を過ぎていた母も、ショートパンツをはいて、海の帰りには、カボチャ畑で小さな娘たちとカボチャ選びをしました。

「おばあちゃま！　このパンプキンが一番おっきいよ！」

「あらあら、本当に、あなたたちはカボチャ選びが上手ね」

そんな会話とともに、当時の優しい記憶が、20年以上たった今でも、走馬灯のように私の頭を駆け巡ります。

「母と娘たちとアメリカで暮らしてゆけたら良いのではないか」、と思い描いていた夢とはうらはらに、母の病状は進んでゆきました。そして、私は日本に帰ることを決断したのです。父の死後入退院を繰り返した母を、これ以上病院に送りたくないと思いました。訪問介護事業所からのヘルパーで対応できない部分は、家族やプライベートなヘルパーも依頼しました。その当時の私は、国際会議などの出張も多く、子供たちを同行させることもしばしばでしたが、母は一緒に来るだけの健康状態ではなくなっていました。母の健康状態に連動するように、いつの間にか彼女の居室は、入院施設と変わらない状況になってゆきました。

血糖値のコントロールは難しく、インスリン微調整は私以外、だれにもできない、といった状況でした。食事の内容や量も、彼女の数値をみながら調整しました。「あなたのおむすびは、大きさが均一でないので、血糖の調整もうまくできるわね」と冗談交じりによく話してくれました。仕事、介護、子育てが一時期に重なった当時の私は、すべて自分でやらねばならないという性格も手伝って、特に、家族である母や娘たちが何を望んでいるのかを考える余裕もないまま、過ごしていたように思います。

罹患期間が長くなるにつれて、合併症が母を襲いました。両眼の眼底出血とそれに伴う網膜剝離、重症な糖尿病性神経障害の結果、血圧調整がうまくいかなくなってきました。健常人であれば血圧の数値は、立っても座ってもあまり変わりません。ところが、神経障害が進むと、寝ていると血圧が200以上になり、起きると100以下に下がってしまう、という起立性低血圧になります。これは、自律神経という血圧調整をつかさどる神経が働かなくなってくるからです。

「先生、お母様のサチュレーションがこの頃よくないです」。サチュレーションとは血液の酸素飽和度を表す値です。この数値の低下は、肺機能が低下していることを示します。この時母は、自立歩行はできない状況にありました。毎日必ず入浴は欠かさず、車いすでの散歩など、よほど体調が悪くないときは必ず行っていましたが、臀部にできた小さな傷が、目に見えない褥瘡《じょくそう》となって広がっていきました。

このころから母は、眠っている時間が多くなる、すなわち傾眠傾向になってきました。車いすで居間に連れてきても、好きなテレビ番組を見せても、好きな音楽を聴いてもすぐに寝てしまうようになりました。食事量も減ってゆきました。好きだったお店のお寿司を買ってきても、1つ2つとたべると、「もうおなかいっぱいだわ」というようになりました。起立性低血圧も進んで、起き上がるだけで、失神するようになりました。

最後まで自宅で介護するという決意をした私は、急に心細くなってきました。24時間常に母を診る状況は、私を物理的にも精神的にも憔悴させました。そして、病状が少しでも良くなるまで、入院させることを勧めた家族の言葉に従うことにしました。娘たちと休日を過ごすのも久しぶりでした。睡眠時間もとることができました。しかし、いつでも頭の中は母のことで一杯でした。

病室を訪れた私は愕然としました。家にいた時より一層細くなり、病院着からでている部分はまるで骸骨のようでした。ほとんど目を開けることもなく、ＩＶＨ（在宅中心静脈栄養）管理をされていました。褥瘡も大きくなり、痛みで顔を歪めました。傷からはＭＲＳＡ（メチシリン耐性黄色ブドウ球菌）が検出され、肺炎も進んでいました。

「お母さん、家に帰ろう！」

目を開けることのなかった母は、一瞬、大きく目を開けて頷きました。

家に帰ってから、１週間ほどで母は息を引き取りました。86歳でした。死亡診断書を書きながら、後悔の気持ちで一杯でした。私は、最初から最後まで母の主治医でした。主治医として、最も大切な患者を苦しみと痛みの最期に追いやってしまったのです。

人間は死期が近づくと、だんだん食べられなくなり、眠っている時間が多くなります。それをそのままにせず、私は不必要な医療に母を繋ぎ、本来経験しなくても良い苦痛を与えてしまったのです。それは、何度悔いても悔やみきれることがない、私の愚かさの結末でした。

私は、医療は人を幸せにするためにあると思っています。そのために医学は進歩してきたはずです。しかし、残念ながら、進歩した医学は、死に向かう人たちに対してあまりに無力なのです。

私はこの本で、近代医療の限界を論ずるとともに、人生の終焉に向かう中で、医療の介入が必ずしも人を幸せにしないのではないか、という命題について書いていこうと思います。この本を読まれた皆様が、私のような選択や考えもあって良いのではないか、と考える一端となれば幸いです。

2024年4月

木村盛世

医者にかからない幸福　目次

第2章 〝薄利多売・行きたい放題〟の医療の限界

第3章　「お医者様」大好き日本人の、国民性の問題

第4章　日本の延命治療、介護は適切か？

第5章 年を取ってどう生きるか、死を迎えるか

田北真樹子&木村盛世

◆第１章◆

人を幸せにしない「がん検診と治療」

◎初めて救急車に乗り、15針縫って考えたこと

日本の医療というのはすごい。他の国にはまねのできない、とても効率的で質の高いものを提供している。

医師である私がそれを体感したのは、1年ほど前のことです。家の玄関先の大理石とレンガの外階段を踏み外して、脛がパックリと30センチ以上も裂けてしまった時のことでした。

「病院に患者としてかかる」ことを何とかして避けようと、家庭にある糸と針で自分で傷口を縫うことを考えました。また、傷口を閉じて固定するためのステリーテープも持っていたので、それで何とかならないか、とも考えました。

しかし現実は、固定するには極めて難しい場所の裂傷でしたし、動くこともままならなかった。それで、生まれて初めて救急車を呼ぶことにしました。

私はなるべく自由に生きて、ありのままに天寿を全うしたいので、「医者にはできる限りかからない。健康診断もがん検診も受けない」。

そう決めて、生きてきました。

「一生の不覚！　これを最初で最後の救急車にする」と自分に誓いました。

９分43秒。これは東京消防庁が公表した、救急車の出場から現場に着くまでの平均タイム。都内の、２０２２年のデータです。

確かに救急車は、10分もたたずに駆けつけてくれました。

病院に着いてからの対応もてきぱき。あれよと言う間に15針縫っていただきました。

請求書と領収証を見たら、自己負担３割で７０００円程度でした。

そして何より救急車はただなのですから、こんなにすばらしい国はないと改めて思いました。

●ちょっと咳がでたら病院へ。そのツケは増税ブーメラン

その一方で国民は、医療をいつでも受けられる状況に慣れているので、「ちょっと咳がでたら病院へ」「医者通いが日課」「毎日飲む薬が山盛り」「お医者さまのおっしゃる通り」……。

日本は、国民が世界で最も医療を信じきり、依存する国になっています。

トップレベルの医療をいつでも、誰でも、全国どこの病院でも、基本1〜3割負担で、リーズナブルに受けられること。この日本独自の「国民皆保険制度」は世界に誇れる幸せですが、これは世界共通のことではありません。

むやみに医者にかかっても延命などのメリットは少なく、税金のムダ使いになることがはっきりしているからです。

イギリスやスウェーデンも皆保険ですが、家で充分治せる風邪やインフルエンザでは、

呼吸が苦しくなるなど、よほど重症でない限り病院で診てもらえません。本当に医療を必要としている人を、将来にわたって、公平に診療できるように。そして、税金をなるべく有効に使うためにです。

またアメリカの公的医療保険は65歳以上の高齢者、障害をもつ人、低収入の人が対象で、無保険が１割です。一般的には個人で民間の保険に加入します。

ここでちょっと考えてみましょう。

高齢者が増え続ける日本で、今までどおりの過保護な医療を続けたら、国の医療費は、いくらあっても足りません。そのツケは確実に、増税ブーメランになって私たち自身に返ってくるのです。

コンビニでおにぎりを買っても、代金の一部が医療費に

国の医療費は急激に増えて50兆円に近づき、国民総生産（ＧＮＰ）の１割、国家予算

国民医療費等の推移

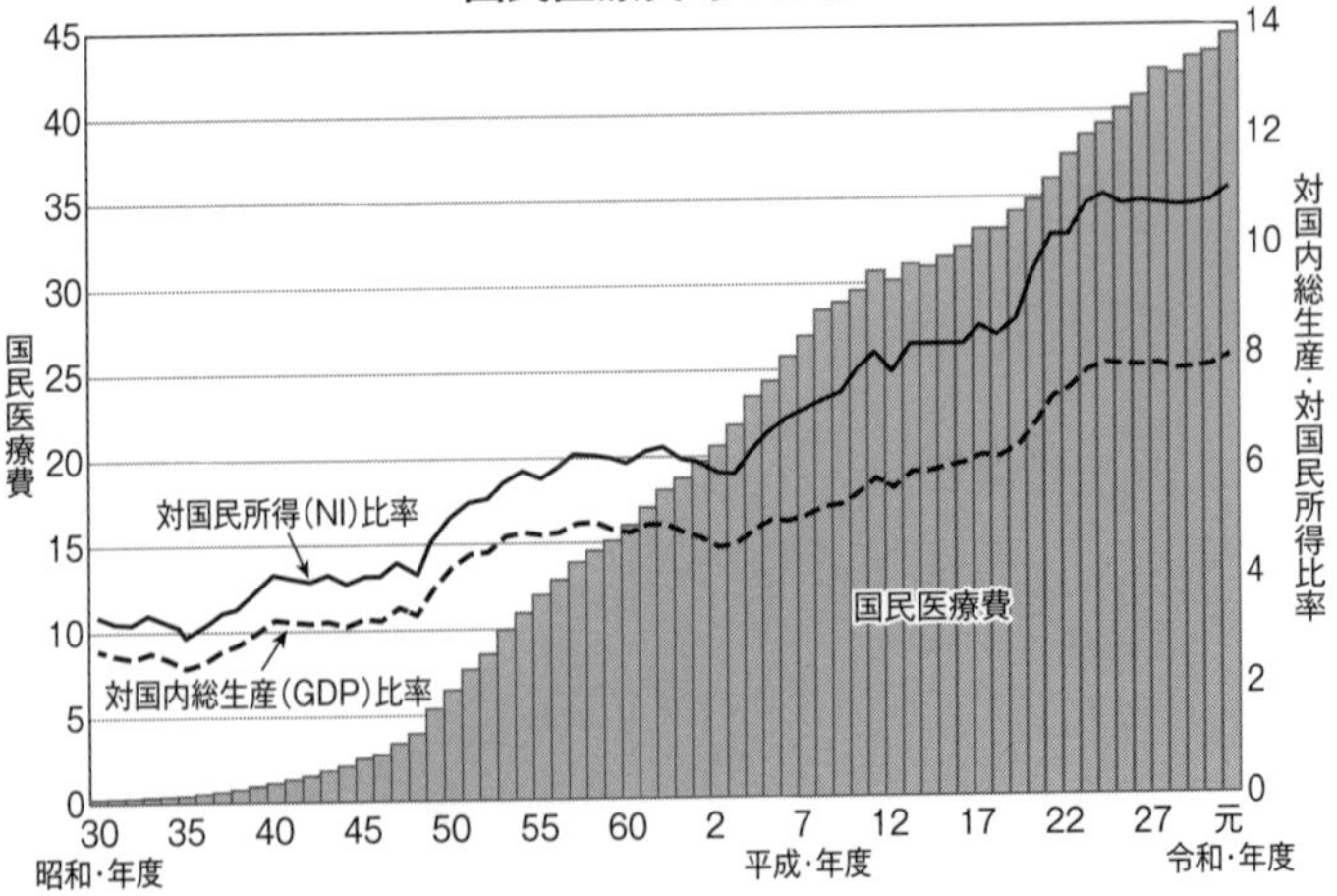

出所:「国民医療費の推移」(厚生労働省)

（歳出総額）の5割に迫っています。

そのおおもとは私たちの税金ですが、医療費は複雑な仕組みになっていて、仕組みを余程理解しないとどこからでているかわからないです。

日本の税金の特徴として、「国民から見て、なにがどうなっているのかよくわからない取られ方をしている」こと。また、特に医療に関して「どの財源からどれだけお金が出ているのかが、非常にわかりにくい」ということがあります。

欧米の公的な医療制度は「社会保険方式」か「税金方式」のどちらかで、明快です。

ところが日本は両刀使いです。実体は税金と同じ健康保険料や介護保険料、年金保険料をしっかり取りながら、消費税も医療費に取り込んでいます。救急車の出動には、住民税も使われます。

いろいろな税金に医療費が組み込まれ、保険料として給料からしっかり天引きされながら、お金を使うたびに……たとえばコンビニでおにぎりを買っても、代金の一部が自動的に医療費に回っているといった感じです。

そんなこと意識する人はほとんどいないのではないでしょうか。

日本では保険料を下げれば医療費を減らせる、という単純な問題ではないのです。

賃金は40年同じ。健康保険料や消費税は上がり続けた

1980年から2020年まで実に40年、この国では「物価は安定、でも賃金も上がらない」時代が続きました。本来は可もなく不可もない、元号どおりの「平成」な暮らしが続いたはずです。

しかし世間には「手元に残るお金がどんどん減って、生活が苦しくなった」という声があふれています。

それもそのはずで、平均給与はちっとも増えないのに、医療・介護・年金をまかなうために天引きされる社会保険料は増え続け、さらに買い物のたびにかかる消費税も加わって、その税率は上がる一方だったのですから。

80年の「国民負担率（国民所得に占める、税と社会保障の負担）」は30・5％でした。それが2022年には、47・5％まで上昇しています。国民負担率が、3割から5割弱にアップしているのです。

まず、健康保険料があげられます。協会けんぽ（全国健康保険協会）の保険料率は、1980年度の8％から、2020年度は10％へ。年収300万円の場合、年間6万円のアップです。

また、89年に消費税が3％でスタートしました。使い道は「年金、医療、介護、少子化対策」で、97年に5％、2014年に8％、19年からは10％と、どんどんアップしています。

毎月10万円の買い物をしたとして、40年前は消費税ゼロでした。今は年間12万円の負担増です。

国民年金保険料は、１９８０年は月額３７７０円、２０２０年は月額１万６５４０円と、年間15万円以上もの大幅増です。

さらに２０００年には介護保険制度も始まりました。40歳から支払う介護保険料（64歳までは健康保険料と一体で徴収）は、年間平均でおよそ7万円です。

働けど働けど、使えるお金が減っていったのですから、みんなの生活実感として、「昔の方が、ずっと生活にゆとりがあった」と感じるのは当然ですよね。

国民医療費の４割を、75歳以上が占める

働けど働けど、医療のためにお金を吸い上げられる、という印象を持ちます。

しかも、日本の医療制度は盤石ではなさそうです。

65歳以上の高齢者が国民の３割で、80歳以上の人が１割を超えて、「現役世代が、２人

で1人の高齢者を支える」時代が始まっています。

医療や介護を「受ける人」が増える一方で「支える人」の数が全くつり合っていません。メディアも「後期高齢者が国民医療費を押し上げ、50兆円が目前。その4割を75歳以上が占める」「人手不足で介護は崩壊寸前」などと、危機を伝えています。


三菱総合研究所は、これから16年後、2040年の医療・介護給付費は、最大で89兆円にふくれあがり、国民の負担額は最大で27兆円増えると試算しています。それを現役世代が担うとしたら、1人あたり年間46万円もの負担増になるそうです。

そうはさせないために、対抗策を考えなければいけません。


もうこれ以上、現役世代が医療に税金を取られないために最も効果的なのは、不必要な医療サービスを受けないことだと思います。

どういう医療サービスが、なぜ不必要なのか、そして、なるべく医者にかからない方が、実は幸せに生きられるかもしれないことを、書いていきたいと思います。

さらに貯めますか？　高齢者こそ経済を回せる

不必要な医療サービスを受けないことのほかに、ある年になったら、貯蓄ばかりせず、自分のためにお金を使うことは社会だけでなく個人の幸福度をあげてくれます。

「90歳にもなって老後が心配とか、わけのわからないことを言っている人がテレビに出ていた。おい、いつまで生きているつもりだよ、と思いながら見ていました」

これは8年前、財務大臣時代の麻生太郎さんが講演会で放った言葉です。

メディアはそこだけを取り出して「高齢者への配慮に欠ける」「麻生氏、失言」「また暴言」と、こぞって批判しました。

でも、講演の本題は「高齢者はお金を持っているんだから、もっと使って経済を回して」ということでした。

日本人全体の個人金融資産は、8年前には1700兆円、いま2100兆円という、とてつもない金額です。日本銀行が2022年に公表したデータから、各家庭に眠っている「タンス預金」だけでも、およそ50兆円と推測されています。

この莫大な個人金融資産の7割以上を、高齢者が抱えていることに触れて、麻生さんは「何に使うんです、このお金。さらに貯めますか?」「このお金を何に使うのかだけは考えておいてもらいたい」と、高齢者こそ経済を回す立役者になれると説きました。「そう言ってる自分自身も後期高齢者になってしまったけれど」というオチに、会場は沸いたそうです。

老後にお金を使えば一挙両得

2024年7月の新紙幣発行が発表されたのも、麻生財務相時代でした。タンス預金のお札を新紙幣に交換するために、銀行にどっさり持ち込むと「隠し財産」と見なされ、税務署ににらまれる。ATMで入金すれば、将来の相続税に響きます。

だったら旧紙幣を現金払いで使ってしまおう、と考える人が増えるのではないか。今回の紙幣刷新には、政府のそういう思惑も働いているようです。

老後によくお金を使うことは、現役世代を救うと同時に、心身の健康など、自分の人生にプラスに働くことにつながります。お金を使うために「出歩く」ことが増えて、よく体を動かし、よく人と会い、よく食べることに直結します。

それは足腰にも、五感にも、脳にもこの上ない刺激になります。孤立を防ぎ、フレイル（要介護の一歩手前の、筋力や活力が低下した虚弱状態）や認知症予防も期待されます。

ここ数年、「走るホテル」と言われる豪華列車が「ＴＲＡＩＮ　ＳＵＩＴＥ四季島」（ＪＲ東日本）、「ななつ星in九州」（ＪＲ九州）など、続々と登場しています。

「四季島スイート」にはベッドルームのほか、畳の部屋やひのき風呂まで付いて、３泊４日で１人１００万円。１泊２日の普通のスイートでも40万円前後にして、予約倍率が平均６・６倍という人気ぶりです。

高齢者がタンス預金を吐き出して、お金をどんどん使いたくなるアイデア募集イベントを、麻生さんに企画していただきたいと思います。

「治療した人」「しなかった人」の比較試験をしない日本

さてここから、不必要な医療についての話を、詳しくしていきたいと思います。

テレビのニュースで「がんは予防できるのに、早期発見・早期治療が広まらないこともあって、1兆円の経済的ロスが生まれている」という、国立がん研究センターなどの試算を伝えていました。


特に「胃がんは早期発見が大切」と強調していました。胃がんは、痛みや黒いタール便などの症状が出るのは進行したあとなので、早く見つけて治療して寿命が延びるなら、がん検診には効果があると言えます。

日本は、どのがんについても「早く発見して治療した人、治療しなかった人」を大勢集めて、生存期間を比べるような試験が行われていないので、その効果はよくわかりません。

欧米で行われた大規模比較試験（ＲＣＴ：ランダム化比較試験〈後述〉）では「早期発見が延命に役立つ」という証拠がはっきりしません。

これが正しいとするならば「１兆円の経済的ロス」というのは、事実ではなく想定ベースの「絵に描いたモチ」ということになります。

公費を使って毎年、職場健診。日本だけの奇習です

乳がんを乳房ごと大きく切っても、部分切除でも、その後に抗がん剤治療をしてもしなくても、生存率は同じというデータも多数出ています。

つまり「がんを早く見つけて治療しても、進行してから治療しても、どういう治療をしても（治療しなくても）、がん発生からの生存期間は変わらない」ということです。

日本には必要のない医療があふれ、無意味とは知らずに検査や治療を受け、そこに税金

が湯水のように使われています。

最も罪作りなのが、職場健診、がん検診と、そこから始まる過剰治療です。

公費を使って何十年も毎年毎年、同じ内容の職場健診を金太郎アメのようにやっている国は、先進国では日本だけです。ほかの国は「お金のムダ遣い」と見なしています。

がん検診も、市町村が無料クーポンまで用意したり、若い女性にまで乳がんのマンモグラフィ検診を勧めている国は日本だけではないでしょうか。

健診にもがん検診にも、「受けた人たちの死亡率を確実に下げる」という大規模なデータが見つかりません。

年齢に関係なく、「病気を早期に見つけて治療した人たちが、治療しなかった人たちより寿命がのびるかどうかは不明」なのです。

「データをとらない、思いつきで決める、極めて非科学的なことをやっている」のが日本の医療行政なんです。科学的根拠に基づかないで医療政策をやることがどういうことになるかと言うと、系統だったデータを集めることもしなければ、データ解析をしても、それ

エビデンスピラミッド

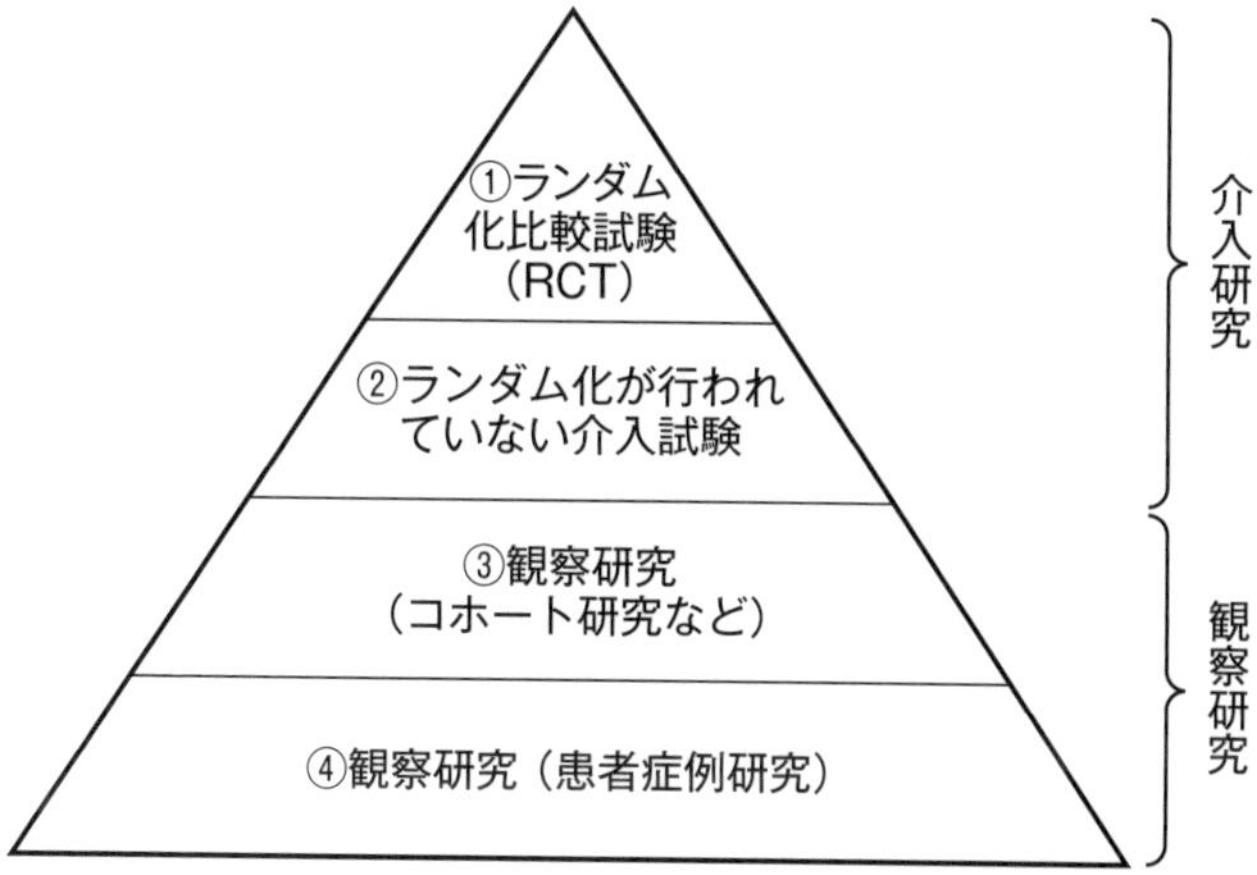

から得られる結果の信頼性は低くなります。

その結果として、効果がよくわからないため費用対効果が明らかにできないということになります。

臨床研究のエビデンスピラミッドを理解することで、不確かな情報から自分を守ることができます。

効果判定には、信頼性の高い疫学、統計学の手法を使って行うことが必要です。この信頼性はピラミッドを使って示されます。下にあるほど信頼性が低く、上に行くほど信頼性が高い研究手法です。

一番下にある④は、観察研究と呼ばれます。

例えば、ある患者1人に新しい薬を使ったら、効果があったというものです。もしかしたら、たまたまその人だけが、効いたのであれば、日本全体にその薬を使うことはできませんよね。ワイドショーなどで、「コロナは自分のところにきた若い患者が重症化した。だからコロナは危険だ」というのも同じです。

この「若い患者」が10人のうちの1人だったら結構大変ですが、1000万人のうちの1人だったら、かなり稀な症例と言えます。ワクチンの副反応に関しても同様のことが言えます。

「ワクチンを打ったら、その人が突然死亡したから、ワクチンは危険だ」という人がいます。この人が10人の中の1人であるのと、1000万人のうちの1人なのか、あるいは5000万人のうちの1人かで、その頻度が違ってきます。高頻度に起こるようなら、接種はやめる必要性が高くなりますが、頻度が低ければ、継続という判断材料になります。

蕎麦は、蕎麦アレルギーの人には危険な食材ですが、それ以外の人にとっては美味しい食事です。蕎麦アレルギーの人がいるからという理由で、蕎麦の販売禁止にすることはありませんよね。

このように、少ない症例だけを見て、それが社会全体に起こるかどうかの判断は難しいのです。それゆえ、①のランダム化比較試験というものが必要になります。ワクチンや薬剤の治験に使われる手法です。これは、薬を与えるグループと、偽薬を与えるグループに分けて、2つのグループでの薬の効き方などを比較する方法です。

どのグループに入るかは、コイントス（コインの面が出たら、薬を飲んで、裏が出たら偽薬など）の方法で選びます。研究の参加者は、どれが本当の薬か、偽薬か知りません。もしわかってしまうと、本当の薬を飲んだ人が、薬以外の違った生活習慣を始めてしまって、薬の効果なのか、新しく始めた生活習慣の結果のせいなのか、わからなくなってしまうからです。

よくある例としては、ダイエット効果がある薬の効果判定をしようとして、薬を飲む群の人たちが、自分たちはダイエット新薬候補を服用していることを知ったとします。そうすると、「薬を飲み始めたことだし、少し、運動を始めて、食事に気をつけよう」という意識が働いて、運動や食生活の見直しを始めるようになります。結果として、そのグループの体重は減る傾向になります。これでは、本当に薬のせいで痩せたのか、それとも食事を気をつけて運動を始めたから痩せたのかわからなくなってしまいます。

このように、薬やワクチンだけでなく、何かの政策（がん検診も含めて）の効果があるかどうかを調べるためには、信頼性の高い研究方法が必要になります。巷では、「効果があった」「効果がなかった」や、「副反応が酷い」という言葉が溢れていますが。メディアで取り上げられる話のほとんどは、④の最も信頼性低い症例報告レベルです。

情報を判断するとき、エビデンスピラミッドのどの部分にある研究で得られた結果なのかを確認するようにすることで、曖昧な情報から自分を守る助けになります。

「集団がん検診をやめた村」で、胃がん死が激減

長野県・泰阜村で行われていたがんの集団検診を1989年に廃止した、網野皓之医師がいます。村に赴任した時は検診を推していましたが、熱心な受診者のなかから、3年続けて「見落とし死亡者」が出てしまいました。

そこで文献を読みこみ、「検診には科学的根拠がないのに、上意下達的な保健行政によって始められた」ことを突き止めました。さかのぼると、戦前の「健民健兵政策」をそっくり引き継いで続けられていました。

「私たちは、権威ある形で目の前に現われたものは、仮説にすぎなくても認めてしまいやすい。集団検診を無批判に施行していたことも、低コレステロールの勧めを説いていたことも、根拠ははっきりしませんでした。にもかかわらず、早期発見治療は思想として、宗教として流布されていったのでは」という疑問を持った網野医師は、村の集団がん検診を廃止し、個人健診に切り替えました。

すると、廃止前の5年と廃止後の5年で、村民の全死因に占めるがん死亡の割合は19・

9％から19・7％と、ほとんど変化なし。つまり、今までの検診には意味がなかったことがわかりました。

そして、全死因に占める胃がん死の割合は、検診前後で6・0％から2・2％に激減していました。このデータから「胃がん検診は胃がんによる死亡確率を下げない」という仮説が導かれます。胃がんはアジア人に多いため、欧米では、胃がんのスクリーニングである検診が大規模に行われていません。胃がん検診の有効性を確かめるために、最も胃がん検診を積極的に行っている日本で、大規模なRCTを行うべきだと思います。

ピンクに染まれ！「がん予防」対策費が144億円

一方、日本の厚労省は、がんの早期発見のために、莫大な公費をつぎこんできました。2022年度の「がん予防予算」は144億円です。

たとえば、20年以上続くピンクリボン運動。厚労省の関連団体「対がん協会」が、乳がんのマンモグラフィ検査を推進するために展開しています。
多くの大企業や新聞社など民間の協賛も取り付けて、毎年秋のフェスティバルでは「ピンクに染まれ！　乳がんは早期発見、治療を」と、東京タワーや各地のお城、沖縄のリゾートホテルまで全国の人気スポットをピンク色にライトアップ。乳がんを経験した女性タレントやスポーツ選手たちも盛んに「早期発見の大切さ」を訴えています。

２００９年からは「女性特有のがん検診推進事業」と称して、地方自治体で大々的に無料クーポンを配って、受診を勧めてきました。それで、乳がんの発見数は１９８０年代の3倍以上にも増えました。しかし、乳がんの死亡者数は減少しませんでした。

言い換えれば、マンモで見つかる乳がんは進行も転移もしないニセモノの可能性が高い（偽陽性と言います）、ということになります。そうであるのに「がんの疑いあり」と言われてショックを受け、精密検査を受けさせられ、必要のない手術で乳房を失う人もいるということになれば、社会的に大きな問題です。

厚労省発表。「高齢患者への抗がん剤治療の延命効果は疑問」

実は日本にも、「高齢患者への抗がん剤治療の延命効果は疑問」という政府の研究データがあります。

平成19年（２００７年）と20年（08年）に、国立がん研究センターを受診したがん患者のうち70歳以上の１５００人について、肺・胃・大腸・乳房・肝臓の部位別にカルテを詳しく分析しました。

すると抗がん剤治療と生存期間の間には、生存期間の差は認められませんでした。

国立がん研究センター中央病院を受診したがん患者を、がんの種類別に「抗がん剤治療を中心にしたグループ」と「苦痛をやわらげる緩和ケアに重点をおいたグループ」に分けて、診断から死亡までの期間を比べました。

すると70歳以上の肺がん、大腸がん、乳がん患者の場合、抗がん剤治療の有無にかかわらず、生存率は同程度。肺がんステージ4から40カ月以上生存したのは、「抗がん剤治療を受けなかった」患者だけでした。

延命効果ははっきりせず、重い副作用がある抗がん剤治療は、高齢者にとって、デメリットが大きいということになります。

このデータは2017年に公表され、NHKが「厚労省は、患者によっては負担が大きく効果が見込まれないケースもあるとして、抗がん剤を使った患者と使っていない患者の大規模な比較調査を行う方針を固めた」というニュースを報じました。

しかし、6年以上たっても、抗がん剤の効果についての大規模調査の話は耳にしません。

75歳以上の肺がんについては、40カ月以上生存したのは抗がん剤治療を「受けなかった」患者のみでした。

70歳未満のがん患者も含めて、大規模RCTを行う必要があります。本当に効果があるかどうかは検証しなければなりません。

◎１１２の病院で、乳がんに抗がん剤は無効

70歳以下なら、抗がん剤治療にメリットがあるのかという疑問もわきます。

白血病や悪性リンパ腫などの血液がんには、抗がん剤が効くことが証明されています。でも、その他9割の固形がん……大腸がん、肺がん、胃がん、食道がん、乳がん、すい臓がん、前立腺がんなどへの延命効果は、はっきりしていません。

乳がんは世界中で「抗がん剤が最もよく効く固形がん」とされてきました。ところが2016年、フランスやオランダなど、欧州112のがん治療病院が参加した大規模試験によって、「効かない」という研究結果が出されました。

まず、乳がんステージ1～2の6693人を集め、その中の、転移リスクが高い患者を「手術のみ」と「手術＋抗がん剤」の2グループに分けて治療しました。

治療成績は図のように差がなく、どちらのグループも、ほかの臓器に転移が出た患者の

治療成績

転移リスクが高いグループ

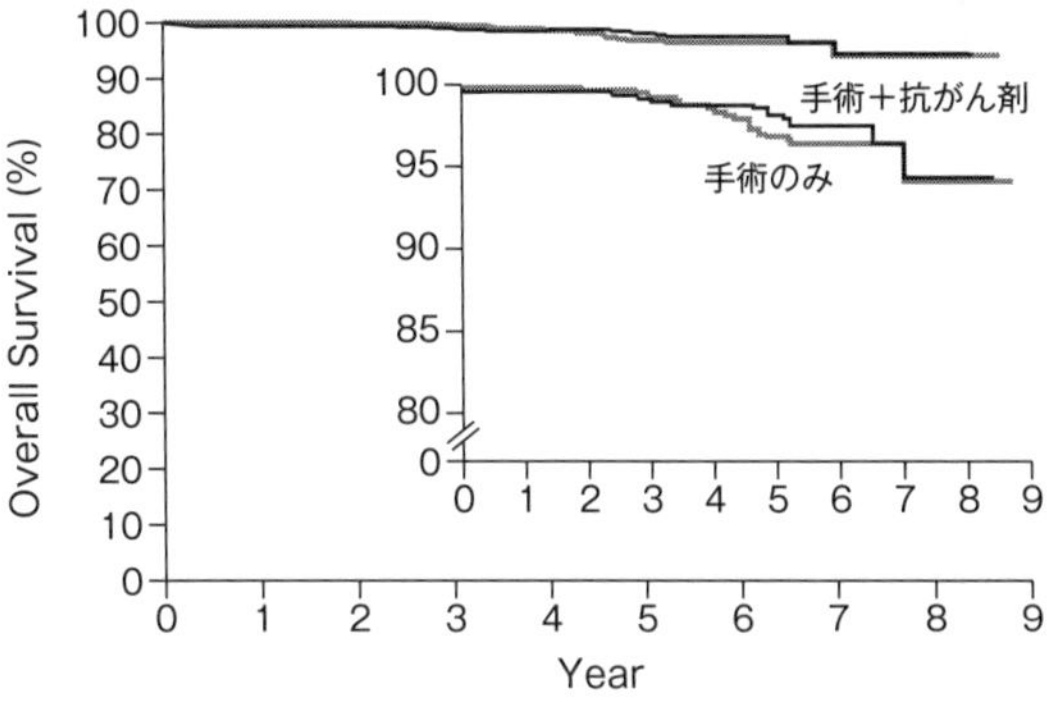

No. at risk

Chemotherapy	749	719	702	687	625	363	154	44	4
No chemotherapy	748	733	719	713	676	439	168	43	4

遺伝子的なリスクが高いグループ

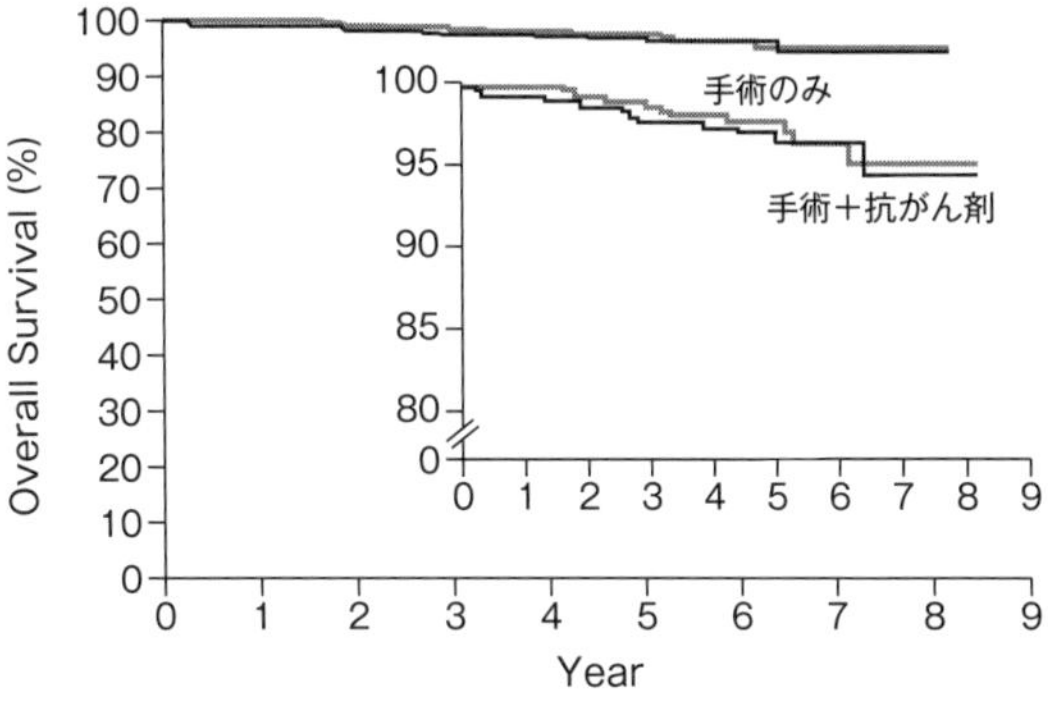

No. at risk

Chemotherapy	344	325	320	311	286	182	81	22	2
No chemotherapy	346	339	332	324	296	184	88	24	3

出所：N Engl J Med 2016;375:717

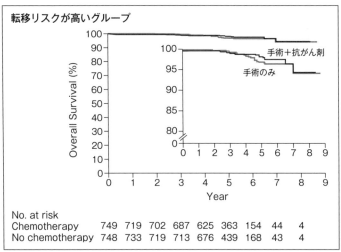

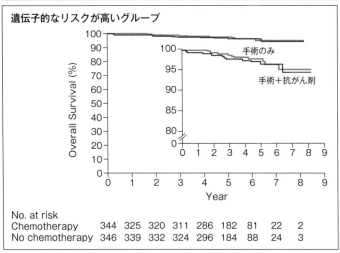

割合は、８年後まででおよそ10％。生存率は約95％でした。

ここから推察されることは「乳がんに抗がん剤を使っても生存確率はあげない」。副作用を考えれば、ＱＯＬ（生活の質）も落とすことが十分がんが得られます。

この試験結果は、世界的な医学誌『ニューイングランド・ジャーナル・オブ・メディスン』に載り、医学界に衝撃が走りました。しかし、それから7年たっても世界中で、乳がんの治療に変わらず抗がん剤が使われています。

日本の標準治療では、転移リスクが低い患者にまで抗がん剤を投与しています。がん治療に使われる、抗がん剤は薬の中で最も高価です。そして、営利目的だけで治療が行われ、抗がん剤が過剰に使われている可能性も示唆されているということです。

5年生存率がアップ？　リードタイム・バイアスは事実を曲げてしまう魔物

リードタイム・バイアス

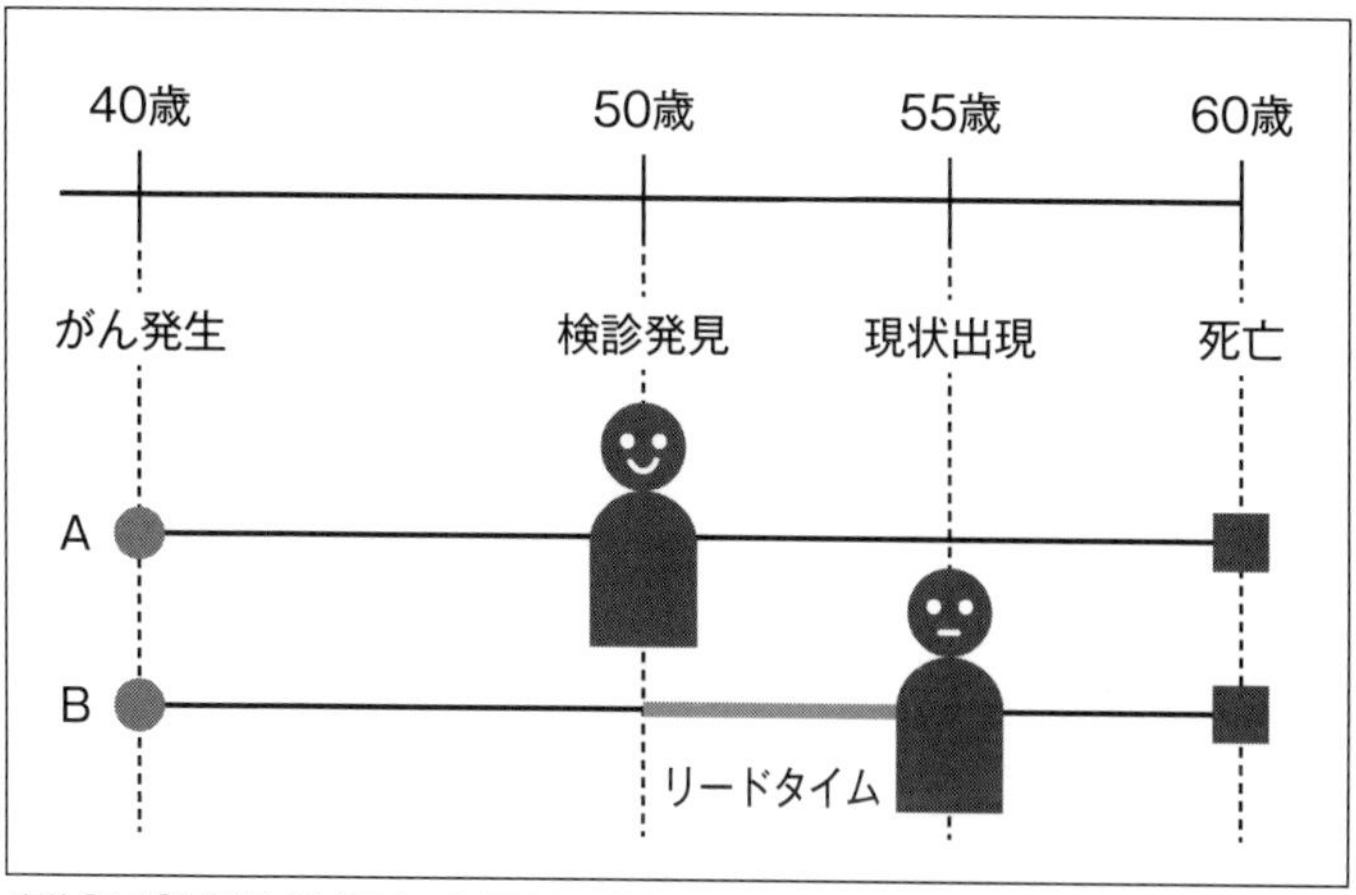

出所:「なぜ『生存率』ではだめなのか」国立がん研究センター・がん対策研究所(ncc.go.jp)

よく聞くのは、「胃がんは、ステージ1で見つかれば5年生存率は90％以上。それがステージ3になると50％近くまで落ちる。だから早期発見が大事」という説明です。

これには、期間限定のトリックがあります。同じ条件のがんでも、検診で早く見つかれば、進行してから見つかるより、見かけ上の5年生存率は高まる。でも、がんの発生から死亡までの年月は、どちらも同じになります。

これは「リードタイム・バイアス」と呼ばれ、がん検診を含む、スクリーニング検査の問題点です。日本の国立がん研究センターも「生存率で検診の評価をしてはならない」と明言しています。

81歳で乳がん初期でも「手術しかない」日本

知人からこんな相談を受けました。

「81歳の母にステージ1の乳がんが見つかったのですが、乳房ごと切り取る全摘か、部分切除かの2つしか、医師は提案してくれません。母が『このままなにもせず温存というのはないのですか』と聞いたら『それはないです』と、けんもホロロでした。やはり、がんは切るしかないのでしょうか」

私は「消える可能性もある初期のがんですし、ご高齢だと進行もたいていゆっくりなので、そのままにしておいてもいいと思いますよ」と言いました。

人に自分の考えを強要はしませんが、私が同じ立場なら、間違いなく手術はしないでしょう。

まず、乳がんの手術は患者さんが痛みを感じないよう一般に、全身麻酔下で行われます。すると「自発呼吸が止まり、心臓の鼓動は弱まり、血圧が下がる」という仮死状態に置かれるので、高齢患者さんほど心臓や肺、脳に大きな負担がかかります。

「お年寄りが手術したらボケが進んだ」という話をよく聞くのは、麻酔から覚めても脳の働きがしっかり回復しないことがあるからです。

そんな危険を冒してわざわざ大きな傷を作って、術後は痛いし、しばらく動けない。なんで80歳をすぎておっぱいを取らなければいけないのか？

しかし、日本のほとんどの医師は「乳がんが見つかったら手術」という選択肢しか示してくれないのです。

名医を探したのに、手術後すぐ再発して1年で死去

別の知人から聞いたのは、痛ましいケースでした。80歳の父親に胃がんがみつかり、全摘手術を勧められた。それで、がん手術の名医の本も読んで情報を調べあげて、いちばん

腕のよさそうな医師を訪ねたそうです。

しかし、その名医に手術してもらったあと、父親は食べ物が胸に詰まって食べられなくなって、やせ細りました。数カ月で腹膜転移が見つかって、高額な先進治療の甲斐もなく、手術から1年もたたずに亡くなったそうです。その間、父親はほとんど寝たきりで、ずっと苦しそうで、思いだすたびつらくなると、知人は涙ぐんでいました。

「いま思えば、80歳の老人の胃を切り取るなんて無理がありますよね。でも、そこに気づける情報に出合えなかった。テレビにもネットにも、高齢でも治療をして元気な人の情報ばっかり。医者たちも、手術する方向の話しかしてくれませんね」

本当に辛い話です。私が足を15針縫ったのは50代後半でしたが、たった2日動けなかっただけで、体力は落ちるわ、気力はなくすわで、一気に悲観的になりました。

それが75歳以上の後期高齢者ともなると、手術の後遺症はもちろん、動けないまま寝たきりになりやすく、認知機能も落ちて、あまり良いことはないと思います。

税金を使って医療の押し売りをしないで

今までさんざん被ばくしてきたのに、肺のＸ線検査はムダだった？

そんな疑問を抱いた方も多いと思います。残念なことに、その可能性が高いです。もっと言えば、いま日本で行われている健康診断、がん検診、人間ドックによる効果はよくわからないということです。


１９７２年から実に半世紀以上、世界中で日本だけが「結核や肺がんの早期発見に役立つ」ものとして胸部Ｘ線検査を推進してきました。

ご存じのように、Ｘ線は放射線の一種で、発見した物理学者の名前にちなんでレントゲンとも呼ばれます。職場健診や市町村の健診で、毎年レントゲン車に列を作って検査を受けてきたかたも多いと思います。

理由としては「肺がんで死にたくないから」「職場の義務だから」「まわりでみんながや

っているから」などでしょう。

ところが、肺がんを見つけるための胸部X線検査については、欧米の5つ以上の大規模なランダム化比較試験で有用性が否定され（Cancer 2000）、欧米では「肺がんを見つけ出す検査として胸部X線検査は推奨できない」、としています。

「いやいや、胸部X線で肺がんの早期発見ができ、寿命が延びるだろう」と思われる方もいるかもしれません。じつはそうではないのです。

今から30年ほど前のことです。米国ミネソタ州にある有名な総合病院「メイヨークリニック」が中心になって行った、大規模な追跡調査のデータが世界に衝撃を与えました。この調査は、肺がん検診の効果を確かめるため、タバコを吸っている9211人の男性ボランティアを対象に行われたものでした。

調査では、まずボランティアたちが公平に2つのグループに分けられました。年齢や性別、タバコを吸っている本数などが両グループで揃えられ、人数も同じになるよう調整されたのです。次に、一方のグループに年4回の胸部レントゲン検査を受けてもらうように約束をしました。このグループを「検診群」と呼びます。もう一つのグループには、地域で行われている年1回の一般的な健康診断だけを受けるように依頼しました。こちらは「放置群」と呼ばれました。

観察開始6年後の死亡総数は検診群で143人、放置群で87人、11年後の観察では前者が206人、後者が160人でした。

その後もスクリーニングテストは、スウェーデンとカナダで乳がん試験、アメリカ、デンマーク、イギリスで大腸がんなどを対象に実施されましたが、すべて「死亡総数は両群間で有意差はない」という結論でした。

この成果は、世界で最も高い権威をもつといわれるがん専門誌『Cancer』に載せられ、私はこれを読んで、がん検診の効果は不明、という仮説が正しいのではないか、と強く思いました。

◎厚労省と財務省の「予防医療は役立つか」論争

厚労省と財務省が、社会保障費を抑える方法をめぐって２０１８年、「医療費削減に予防医療は役立つか」という論争をしたことがあります。はたして、早めに病気を見つけて治療すれば、医療費や介護費は減るのかどうかといった議論です。

厚労省は「高齢になっても健康を維持できれば、医療費がかからなくなる」と主張しました。

一方、財務省は医療経済学者の意見も示して、「予防医療をやって寿命が延びても、高額の医療費や介護費がかかる時期が先送りされるだけ。一生涯の総額で見れば、むしろ医療費や介護費をさらに増大させる可能性がある」と反対の意見を出しました。

すると日本医師会会長が、「地域の健康づくりに水を差すのか。強い怒りを感じている」と財務省を激しく批判しました。根拠にしたのは、「健康寿命が延びて高齢者の就労が増えれば、年間約２４００億円の可処分所得の増加になる」という内閣府の推計でした。これをもとに「予防医療は役に立つ」説に軍配が上がりました。

このエピソードからわかることは二つあります。

一つは「そもそも早期発見、早期治療そのものに意味があるのか。あるならその根拠は？」という疑問に対する答えは、いっさい提示されなかったことにあります。

日本医師会のドンの息子が厚生労働大臣に

もう一つは「日本医師会は、いまだに大きな発言力を持っている」ということです。

日本医師会と言っても、日本のすべての医師を束ねているわけではなく、２０１９年の統計で、全国の医師32万７２１０人のうち会員は約17万人ですから約半分です。

開業医は8万人弱で、その9割が日本医師会に入っています。つまり、日本医師会は

「開業医の業界団体」ということになります。

厚生労働大臣、武見敬三さんの父は「けんか太郎」「日本医師会のドン」と呼ばれた、武見太郎さんです。1957年から25年の長きにわたって会長を務め、行政に医師会の意見を反映させました。

昭和46年、1971年には、国民皆保険制度の改革を求めて、43都道府県の会員が一致団結して1カ月の「保険医総辞退」ストを敢行。73～83年には「高齢者医療費自己負担無料」政策が施行されて、病院の待合室は、高齢者のたまり場になりました。

70年代は開業医が最も裕福だった時代です。できの悪いわが子を、大金を積んで医学部に押し込む「裏口入学」も全盛でした。当時の文部省（現文科省）が全国16の私大医学部を調べたら、新入生の65％が裏口だったという、驚きのデータがあります。

武見会長は、自民党に多額の献金をして、医師会メンバーの医者を政治家として送りこんで政治力を保つシステムも作りあげました。

武見敬三さんは、日本医師会の政治団体「日本医師連盟」から推薦と、票や献金の支援を受けて選挙に出馬してきました。２０２３年9月の就任の弁は「私は決して、医療関係団体の代弁者ではありません」でした。

日本医師会とのつながりがここまで明白だと、逆にすべてガラス張りにせざるを得ず、医療改革につながることを期待しています。

私が、がん検診を受けない理由

日本の医療では「健康診断」が、大きな比重を占めています。

「木村先生は、がん検診を受けていますか？　がんになったら治療をされますか？」

取材などでそう聞かれるたび私は、「がんの早期発見・早期治療については議論の分かれるところですが、私自身は、がん検診は受けないことにしています。どのがんも、早く見つけたからといって生存確率が延びるという信頼性の高いエビデンス（科学的根拠）は得られていないからです」と、答えています。

がんは体のどこにでもできます。がん検診でそのひとつ、たとえばすい臓がんを見つけて治療して、仮に死亡率が減ったとしても、他の臓器のがんの死亡率が増えたり、がん以外の死亡原因（治療の後遺症や、脳卒中、心筋梗塞など）の死亡が増えたりすると、全体として、一部のがん検診を受けても大海の一滴になってしまう可能性があります。

少なくとも、20代から乳がん検診をして、小さいしこりが見つかったら大部分の乳房を取り、再発予防と称して放射線と抗がん剤という、フルコースの治療が標準治療として、誰にでも行われる国は、日本以外では韓国くらいではないでしょうか。

アメリカのCDC（米疾病対策センター）はこの頃、ヘビースモーカーには2年に1度、CT検査を勧めると言っていますが、この取り組みが寿命を延ばすかは、まだよくわかっていません。おそらくは、延命効果は認められないのではないかと、私自身は思っています。

最新のＲＣＴ（ランダム化比較試験）での結果では、Ｓ字結腸のスクリーニングが、Ｓ字結腸がんでの死亡確率をわずかに延ばす、という結果で、他の部位のがん検診では、寿命を延ばす効果は確認できませんでした。

Ｓ字結腸がん検診の結果を含め、がん検診の有効性ははっきりしないので、被験者の数（サンプル数）を多くした大規模ＲＣＴが行われることを切に望みます。

がんのウサギとカメ、本物と「がんもどき」問題

ダートマス大学のウェルチ教授によれば、がんにはウサギとカメとトリがあるそうです。ウサギは「治療する意味があるがん」です。

カメは「進行が遅いので、治療する必要がないがん。早期発見して治療をしても、かえってその人の体力などを低下させるため、不必要な治療になってしまうがん」。カメのがんについては、「がん」という名称を使わないことも提唱されています。

乳がんや前立腺がんの９割がカメの典型例で、治療しなくても命にかかわりません。

そしてトリは、「早期発見しても助からないほど進行スピードが速いがん」です。

「がん放置療法」の近藤誠先生は、世界の厖大な医学データを根拠に、固形がんには「本物のがん」と、ニセモノの「がんもどき」があると説きました。

「本物のがんは、治療しても必ず転移して命を奪うため、むしろ治療でがんが暴れ出して、死を早めやすい。がんもどきは、診断はがんでも性質は良性で、治療の必要がない」というのです。

この理由から、固形がんはなるべくそっとしておき、もし苦痛が出てきたら、緩和ケアでしっかり抑える。これがいちばん平穏に長生きできる、がんへの対処法だということが近藤先生の意見です。

私はこの意見に対して、そうだと思います。

アメリカでは、早期発見による損失が6000億円

顕微鏡で細胞を見る現在のがん診断では、ウサギとカメも、本物と「もどき」も見分けられません。なのに必要のないがん治療がむやみに行われ、患者を苦しめています。

前立腺がんのＰＳＡ、乳がんのマンモグラフィなどの、早期発見のための検査も問題です。「がんの疑いあり」と診断され、精密検査をしたらシロだったという「偽陽性」がとても多いから。「疑い」でもショックは大きく、精密検査で心身が傷つき、「がんではなかった」と言われても不安が尾を引くことになります。

治療が無意味ながんを見つけて治療したり、「偽陽性」問題のために失われるコストは、アメリカでの試算によると毎年40億ドル（約６０００億円）と試算されています。

このようながん検診を、国家予算を使って行う必要があるのでしょうか。

欧米の医学界からは「がんを早期発見しても寿命を延ばさないなら、早く見つけても仕方ないのでは」と疑問視する声があります。

しかし日本では、そうした見解を示す人はほとんどいないのではないでしょうか。

公費を使ってがん検診を行い、「手術、抗がん剤、放射線」による標準治療の費用対効果は、信頼性の高いやり方で評価されていないことは、非常に重大な問題だと思います。

結核検診が、肺がん検診車に名前を変えて走り出した

日本の官僚機構は変なことにこだわります。「かつて自分たちが言ったこと、やったことはあやまりでした」を認めることは、自分たちの敗北と考えているようです。

第二次世界大戦の時に敗戦を決断できなかったように、がん検診も、始めたものは「間違っていた」と認めたくない。それを受ける側がどんなに不幸になるかなんて問題外、というのが、今までの厚労省の価値観でした。

しかし、さすがに高齢者が増えすぎて、現役世代に医療費の負担がのしかかって、「ここまで人間を生かして、なにかいいことがありますか」と言う声も増えてます。日本の医療も天動説から地動説へ、のような、大転換期にさしかかっているのかもしれません。

日経新聞が2023年9月3日付で「健康診断見直しへ　厚労省、女性疾患追加やX線

廃止検討」と報じました。

X線というのは胸部X線検査のことで、目的は主に肺がんの早期発見です。

職場健診についてのQ&Aで、こんなやりとりを見かけます。

「被ばくが心配なのですが、職場健診の胸部X線検査を拒否できますか？」

「法律上、会社には職場健診を実施する義務、従業員には受ける義務があります。妊娠中など医師が認めるケースを除いて原則として、胸部X線検査だけを拒むことはできません」

職場健診の時、レントゲン車がやってきて胸部X線検査をするのが一般的です。メンツにこだわる厚労省がこの方法の廃止の検討に入ったことは、歴史的な見直しといえるでしょう。

肺がん検診車として知られる車両がありますが、これはもともと結核検診車でした。胸部X線（レントゲン）撮影によって結核を見つける、という触れこみで昭和30年代、19

55年ごろから全国で走り始めました。

でも、当時すでに「結核の診断にレントゲン検査は役に立たない」というのが、世界の常識だったのです。WHO（世界保健機関）も「結核の診断に胸部X線検査を用いてはならない」と明記しているにもかかわらず、日本は戦前からの検査方法を引き継いで、かたくなに続けました。

しかし、世界中から取り残された状況に、厚労省もさすがにまずいと考えたようで、結核健診車の運用を止めることにしました。結核患者そのものも、激減していました。

すると膨大な車両と、技師も含む医療スタッフが宙に浮いてしまいます。そこで同じ車両が、肺がん検診車に名前を変えて走り出したわけです。

ところが、肺がん検診に関しても、欧米の医学界では早くから「胸部X線検査は無意味有害」というのが定説でした。

1990年には「チェコ・データ」と呼ばれる分析がなされています。

そこで、厚労省の官僚の中にも「エビデンスがなく、効果もないのなら、肺のX線検査

胸部X線検査による肺がん検診の受診者・非受診者の肺がんによる死亡について

	曝露あり（検診を実施）	曝露なし（検診不実施）
結果発生あり（肺がんによる死亡）	a(1213)	b(1230)
結果発生なし	c(76232)	d(76226)
合　計	a+c (1213+76232=77445)	b+d (1230+76226=77456)

出典：Oken MM, et al., Screening by chest radiograph and lung cancer mortality: the Prostate, Lung, Colorectal, and Ovarian (PLCO) randomized trial. JAMA. 2011;306:1865-73. に依拠した。
文献48-1より転載。

は止めたらいい」と主張する人がいました。当時の厚労官僚には、まともな人がいたのだと思います。

しかし、医療業界団体の猛反対で継続されることになってしまいました。

ところが今や肺がん検診車は老朽化し、人材不足も伴って、ようやく運用を止める議論が再度行われつつあります。もしかしたら、また、医療業界団体の反対で頓挫するかもしれません。

肺がん検診の議論から見えることは、日本の医療行政は科学とは最も遠いところで行われているということです。

1993年11月から米国内のスクリーニングセンター10施設で、55〜74歳の15万4901人を登録した。半数は女性で、45％は喫煙歴なし、42％が過去の喫煙者、10％が現在喫煙者。4年間毎年、胸部X線検査による肺がん検診を行ったグループと、行わなかったグループを追跡した調査では、13年後の肺がんによる死亡率は変わりませんでした。

肺がん検診に関しては、効果がはっきりしない、不必要な被ばくの機会を与える検査を何十年も続けてきた可能性が高いと言えます。

肺がん検診の効果がここまで疑問視され続けながら、それでも継続されてきたのは、科学ではない理由があるからです。

前述しましたが、米国ミネソタ州にある有名な総合病院「メイヨークリニック」が中心になって行った、大規模な追跡調査のデータが世界に衝撃を与えました。

さらに、『BMJ（British Medical Journal）』という専門誌の昨年末号には、これまで展開されてきたさまざまな部位についての、総計18万人に及ぶ、

10の医療機関によるスクリーニングテストの検証論文が掲載されました。論文のタイトルは「がん検診が死亡率減少に役立たなかったのはなぜか」というものでした。

ここでも検診群と放置群の死亡総数はほとんど同数でした。大腸がん検診についてのみ記しておけば、4万6551人の便潜血反応を30年にわたり観察したところ、このがんによる死亡数は検診群128人、放置群192人、死亡総数では検診群7111人、放置群7109人とほぼ同数だといいます。死亡総数とは手術死、心理的抑鬱にともなう心筋梗塞や脳卒中、自殺などを含みます。検診効果は死亡総数によってはじめて、真正の数値として計測されるものです。

日本医師会の意向に逆らえない政府

このように、がん検診が死亡確率を下げないことが明らかになる中で、日本ではなぜその効果に関する議論をしないのでしょうか。医師会はじめとする医療業界団体と、医療業界団体の上にある厚労省ががん検診を止めることで、自分たちの利権が大きく低下することを恐れているからではないでしょうか。

医師らが、自分たちの保身しか考えていない、ということが露呈したのが、新型コロナ禍でした。

私は感染症の専門家として、当初から一貫して、「新型コロナウイルスは、致死性の高くない〝新しいタイプの風邪コロナウイルス〟。新規感染者数よりも重症患者の数を重視すべきである。病床はあるのにコロナを診ないという医師を許さず、医療総動員体制を作るべき」と発言し続けました。

政府の方針も、当初は人間とウイルスが共存して生きる「ウィズコロナ」だったはずが、いつしか日本医師会の意向を反映した「ゼロコロナ」路線に切り替わったために、迷走を重ねました。

ゼロコロナは新型コロナを「罹ってはいけない恐ろしい病気」と捉え、その完全な封じ込めを図る考え方です。

流行当初から新型コロナはSARS（重症急性呼吸器症候群）のような非常に致死率の高い感染症ではなく、従来型の風邪コロナに近い「新しいタイプの風邪」だとわかっていました。

メディアが連日「本日の感染者は何千人」「過去最大で、これまでの数字を大きく上回った」と恐怖を煽っていた時期も、死者や重症者の数が増えているわけではありませんでした。

日本国内の年間の死亡者数は約138万人です。コロナ死は10位より下でした。がんや、心筋梗塞などと比べても圧倒的に少数で、インフルエンザによる死者数をも下回っていました。少なくとも厚労省から発表されるデータを信頼する限り、日本の状況は、欧米先進国とは大きくかけ離れていました。

コロナやインフルエンザのような気道感染症は、ピークを迎えて初めて終息に向かいます。そういう、気道感染症の原則があるのに、医師会も分科会も厚労省も「ゼロコロナ」で一致団結したのです。

ガマン、ガマンと言い続けて、何もしなかった医師会

2020年の11月18日。当時、日本医師会の会長だった中川俊男さんは「今週末を秋のガマンの3連休としてほしい。コロナを甘くみないでください」と、感染拡大地域との行き来を自粛するよう、国民に要請しました。

「ガマンの3連休」という言葉には、正直呆れました。

「国民のみなさんがガマンをしてくださる間に、医師会はコロナに感染しても安心な病床の確保や医療体制を、猛スピードで整えます」と言うならまだわかります。そのための時間は十分にありました。

しかし実際は、ガマン、ガマンと言うだけで、医師会はなにもしませんでした。

いつの間にか「国民にガマンを強いて新型コロナをゼロに近づける」ことが目的になっ

ていました。医師会の本音は「医師たちの手を煩わせないよう、国民がガマンして感染拡大を防げばいい」ということだったのでしょう。

同じ月に、分科会会長だった尾身茂さんが「個人努力だけに頼るステージは過ぎた」と語ったことからも、本音がよくわかります。

つまり、分科会も医師会も厚労省も、それまでずっと責任を「国民一人ひとりの努力」に押しつけ、感染拡大は「国民の努力が足りないせい」にし続けたのです。

ガマンが美徳の国だからでしょうか？　国民がおとなしく従ったことも好都合だったのでしょう。

新型コロナを「2類相当」にし続けた理由

一方、新型コロナは2年以上、「2類感染症相当」に留め置かれました。実際には、バイオテロ並みの1類相当の扱いでした。

日本医師会も分科会も、新型コロナを、季節性インフルエンザのような5類感染症扱いではなく、エボラ出血熱や天然痘のようなものに近い、死にいたる可能性の高い特別な疾患として扱い続けたかったのです。新型コロナ禍で自分たちに当たったスポットを逃したくなかったからではないかと疑います。

加えて、患者を受け入れても受け入れなくても、公費が入ってくる特別な感染症は、医療機関に大きな利益をもたらしました。

まず、新型コロナが恐ろしい感染症として扱われる限り、医療機関は「うちはそんなこわい病気を受け入れるのは無理です」と、診療を断ることができます。

コロナ患者なんて受け入れたら、そのうわさだけで今までの患者の足は遠のき、廃業に追い込まれるかもしれない。高齢者が多い開業医は、自分たちがコロナにかかって重症化することを恐れました。

コロナは診たくない、それが多くの開業医の本心でした。

患者を診ることを、医者は特別な理由がなく拒むことは許されません。医師法19条で

「正当な理由なく患者を診ないことがあってはならない」とされているからです。

新型コロナが特別な扱いになったため、「コロナ患者お断り」が、合法的な行為となったのでした。

他方、患者を受け入れた医療機関には高額の「お手当て」が付き、大金が入りました。これによって、特に入院施設を持った医療機関は、史上空前のバブルに沸きました。公立病院などは赤字だらけだったのが、新型コロナ禍というイベントによって大黒字に転換。病院の上層部や経営者にとっては、非常にうれしいことで、永久に続く「フォーエバーコロナ」であってほしかったわけです。

5類扱いに、と発言すると医療関係者から非難ごうごう

しかし、2類相当では「感染者は原則入院」になっているので、感染者の8割を占める軽症者でベッドが埋まってしまいました。「肝心な重症者がどの病院にも受け入れてもら

えず、亡くなってしまう」という事例が、全国で相次ぎました。

私は第1波の頃から、

「高齢者にとっては怖い病気ですが、感染が広がることと重症者が増えることは全く別問題。感染者数が一番多い20代はほとんどが無症状か軽症。最も多く亡くなっているのは80歳代」

「感染の広がりよりも、重症者数の増加の方を重視すべき」

「新型コロナをインフルエンザと同じ5類扱いにして医療体制を整え、患者が安心して医療を受けられる体制を早くつくらなくては」

と発言してきました。

この発言に対して、医療関係者たちから「コロナ患者が安心して病院にかかるなんてとんでもない。何をふざけたことを言っているんだ」と非難されました。

◎自分たち医師会がいちばん偉い、という上から目線

コロナ禍が始まって1年目の2021年1月6日、中川会長は記者会見で「現実はすでに『医療崩壊』だ」、20日には「現在、緊急事態宣言地域を中心に医療崩壊が多発し、日常化している。これが面で起こると医療が壊滅状態になる」。27日には「2月7日までが期限の緊急事態宣言は延長が必要」。3月3日には「徹底的に感染者を抑え込んだ上で解除しなければ、4月以降に第4波を招く」と発言しました。

私はめまいを覚えました。どこまで上から目線なのでしょうか。なにもせずに軽々しく「医療崩壊」を連呼する医師会長の態度に、怒りを通り越して、呆れていました。

自粛をがんばる国民に引き続きお願いをするなら、まず「謝罪」と「心からの感謝」、そして「引き続きのお願い」をするべきでしょう。会長のもの言いには「自分たち医師会

が一番偉い」という意識がにじみ出ていました。

実際には、医療崩壊などしていなかったのです。医療逼迫、医療崩壊と言われた時期、懸命にがんばっていた病院はごく一部でした。

手塚治虫先生の「ブラックジャック」という漫画に、「日本医師連盟会長は、総理大臣より偉いんじゃ」と総理が嘆くシーンがあります。手塚先生は、物事の本質を当時から見抜いていた凄い人だと思います。

日本には〝いらない医者〟が多すぎる

国内の約160万床のうちのごくわずかな病床でコロナ禍に立ち向かい、それでもかろうじて医療が回っていました。言い換えれば「日本には〝いらない医師〟が多すぎる」ということではないでしょうか。

たとえばイギリスでは感染のピーク時に、ICU（集中治療室）の98％をコロナ用に使用していました。幸い日本では、当初、ＩＣＵを急いで増やす必要がないほど、重症者が少なかったのです。それゆえ医療崩壊の危機を免れたというだけのことです。

あの医療体制の下で、もしも日本の重症者が欧米並みであったなら、間違いなく、今以上に悲惨なことになっていたでしょう。

現実に起きたのは「医療崩壊」ではなく、営業自粛を強いられた飲食店の崩壊でした。医療崩壊を防ぐために時短営業や外出自粛が繰り返された結果、日本全国で従事者たちの生活が成り立たなくなるという、悪い冗談のようなことが起きてしまいました。

ほかにもさまざまな業種が、今も「コロナ自粛の後遺症」に苦しんでいます。

日本の感染者数と死亡者数は、欧米などと比べてはるかに少なかったのに、ＧＤＰ（国内総生産）は大きく落ち込みました。日本のコロナ被害は当初「さざ波」程度だったのに、社会経済がほぼストップするような外出自粛令が、繰り返されたからです。

◎「水際対策」しかない日本の感染症対策

これからも、新型コロナ禍のような感染症のパンデミック（世界的な大流行）は必ず起きるでしょう。天然痘ウイルスや炭そ菌などによる生物兵器テロも、世界の脅威になっています。

ところが日本にはいまだに「水際対策」「神風だのみ」くらいしかありません。

厚労省が、２００９年の新型インフルエンザ禍の時も、新型コロナ禍でも十年一日のように絶対視したのは、「水際阻止」でした。これは「日本への流入を食い止め、一人も感染者を出さない」という厚労省の思い込み、あるいは願望から生まれています。

水際対策と患者の隔離による封じ込めができて、根絶できる感染症もあります。

たとえば天然痘です。天然痘患者には見間違えようのないアバタができるので、患者を特定できます。天然痘ワクチンはほぼ１００％有効です。それ故、患者をまず水際で阻止し、見つかったら隔離し、接触追跡を行い、感染源を確定する調査が重要な意味を持ちます。

けれども、風邪コロナの一種である新型コロナの症状は、体のだるさや痛み、鼻水、喉の痛みや頭痛、発熱など。これといった特徴がありません。宿酔いでも頭痛がするし、痛みや熱が出る病気は山ほどありますから。

つまり、初期症状からは、コロナに感染しているかどうかはわからず、典型的な症状が出た時には、すでに周囲の人々に感染しているということになります。

簡易キットでのスクリーニング（あぶり出し）も、ほとんど役に立ちません。感染していても、発熱後1日くらいは「陰性」の結果が出るケースがあるからです。

コロナ感染者をすべて発見することは無理で、感染を水際で完全に抑えることは不可能です。人から人への感染ルートの調査も、感染が進んでくれば、全数把握は困難になります。

感染症は瞬時に多くの人に広がります。それゆえ、流行のごく初期でなければ、封じ込めは難しいのです。ところが厚労省は、ダラダラとした自粛が、感染の広がりを抑える効果がある政策であるかのようなアピールをし続けました。またメディアも、「コロナ封じ込め」をこぞって絶賛したのです。

そして、どこを探しても責任者がいなかった

コロナで再び明らかになったのは日本の危機管理は、宗教と変わりないということです。多少のバリエーションはあるものの、基本は「神風特攻隊」方式です。

日本は鎌倉時代の2度の「元寇」を水際で食い止めました。当時、東ヨーロッパからアジアまで支配していた巨大帝国・元（モンゴル帝国）が、日本も支配しようと2回も襲来したのに、どちらも博多湾で撃退したのです。

2回とも、絶体絶命のピンチに神風（台風並みの暴風）が吹き、敵の船団は壊滅。真偽はともかく、この元寇以来、「日本の国土とそこにあるすべてのものに神が宿り、万物が

加護されている」という「神国日本」思想が、強固なものになりました。

それから600年以上たった第二次世界大戦の時も、「今回も必ず奇跡が起きる」と、政府も、ほとんどの国民も信じていました。

どんな国も、軍事上で20％以上の犠牲が出れば撤退するものです。が、日本は最後の最後まで戦いました。

撤退どころか、爆弾ごと敵艦に体当たりする「神風特攻隊」で若者を何千人も死なせ、広島と長崎に原爆を落とされるまで、奇跡を信じていました。

そしてみじめな敗戦を経験したのに、危機管理の定石はいまも変わっていません。

コロナ対策で再度明らかになったもう一つのことは、「どこを探しても責任者が見えてこない」仕組みです。感染症を抑えるには、社会経済を止めるなど、多くのことを犠牲にしなければなりません。

どこまで社会経済を止めるのか。当初イギリスが目指したように「重症化率が低い若年層で社会を回す」など、何が日本にとってもっとも有効な政策なのか、系統だったデータを元に、政治決断が求められます。経済は国の大きな支えです。まさに、「経済活動と人の首はつながっている」のですから。

分科会は「私たちは、ただ科学的なアドバイスをしているだけです」。

厚労省は「私たちは学識経験者の意見を聞き集めて、いわゆる政策決定の力添えをしているだけ」。

政治家は「みんなの意見を聞いて、このような対策を立てました」。

コロナに限らず、日本ではあらゆる事態において「誰も責任を追及されない」仕組みが作られやすく「指揮官不在」という、致命的な欠陥があるのです。こうした誰も責任を取らない仕組みの被害者は、国民だということを、私たちは明確に理解する必要があります。

◆第2章◆

〝薄利多売・行きたい放題〟の医療の限界

◎「薄利多売医療」にシフトせざるを得なかった

私は、必要なことには公費を注ぎ込むべきだと思います。これは、「医療は人を幸せにする」というのが、大前提にもとづいたものです。

ところが日本では、延命に役立つというエビデンスもなく、人の幸福度に寄与しない医療政策に対して、湯水のように税金が使われています。これは日本の医療の大きな問題だと思います。

- 健診やがん検診も含めて、必要のない検査を何度も受けさせる。
- 薬を次々に出して病院に通わせる。
- インフルエンザを防げない予防接種が年中行事。
- 治る見込みのない病気も、とことん治療する。
- 手術至上主義で、大きく切りたがる。

・入院日数が長すぎる。
・80歳以上の老人にも、手術や抗がん剤をむやみに勧める。
・高齢者に対する胃ろうなど、海外ではやらない処置をする。
・抗生剤（抗菌薬）を使いまくって、薬の効かない耐性菌を量産する。

そうなってしまった一つの原因は、日本の医療が「薄利多売」で成り立っているからでしょう。戦後に国民皆保険制度がつくられ、国民みんなが治療費の心配をしないで医療を受けられるようになったのは、画期的でした。

ところが、国の医療費が大幅に増えることになってしまいました。そこで医療費を抑制するために診療報酬が減らされ、多くの病院は売り上げを維持するために、「薄利多売方式」にシフトせざるを得ない状況に陥りました。

治療や投薬など、医療の対象でない人に対しても、とにかく大勢のお客さん（患者）に、何度も通ってきてもらわないと商売が立ちゆかない、というわけです。

患者を増やして病院に通わせて、必ずしも必要でない検査を行うことで、診療報酬を稼ぐというやり方です。

病気の「早期発見・早期治療」がしきりに叫ばれてきたのも、「人口がどんどん減っているのに、病気の患者だけ診ていたら、売り上げは先細り。元気に暮らしている人の中から〝病気〟を掘り起こして、なんとか患者を増やさなければ」という必要性に迫られたことが影響しているのではないでしょうか。

先進国の中で健康診断を最も徹底してやっている国

また国民のほうも、「不安遺伝子を持つ人の割合が世界一多い」という説があるほど、心配症です。ちょっと咳が出ただけで「肺がんではないか」と青くなるほどです。

それに加えて、たびたび大地震、津波、台風などの天災に見舞われてきたせいもあって、「備えあれば憂いなし」という教訓がしみ込んでいます。

そのためか、医師に「念のため」と言われると、検査でも治療でも喜んで受けてしまう傾向があります。職場健診やがん検診だけでなく、人間ドックも大盛況です。

日本では労働者の健康診断の受診が1989年に法律（労働安全衛生法）で定められ、企業の「職務規定」に入りました。

コンビニエンスストアのローソンは「健康診断を受けない社員のボーナスを15パーセント、直属の上司のボーナスも10パーセント削減する」という制度を、2013年度から導入しています。社員からの抗議のニュースは聞かないので、受け入れられ、定着しているのでしょう。

先進国の中で、健康診断をここまで徹底してやっている国はほかにみたことがありません。

そもそも日本の健康診断は大正時代、結核の早期発見や、炭鉱労働者の健康障害を予防したり、早期発見する目的で始まりました。「早めに病気の芽を見つけて摘めば、寿命が延びる」という幻想が、その出発点といえるかもしれません。

そこから100年以上経過した今も、検査項目はほとんど当時のまま、という驚くべき事実があります。

ちなみに、企業の定期健診の項目は11種類あります。

1：既往歴及び業務歴の調査　2：自覚症状及び他覚症状の有無の検査
3：身長、体重、腹囲、視力及び聴力の検査
4：胸部X線検査及び喀痰（痰を採取して顕微鏡で成分を調べる）検査
5：血圧の測定　6：貧血検査　7：肝機能検査　8：血中脂質検査
9：血糖検査　10：尿検査　11：心電図検査

現在、全国健康保険協会（協会けんぽ）などでも解析がされているところですが、メタボ健診や特定保健指導が、脳卒中や心血管障害のリスクを下げるかどうかは、極めて疑わしいという結果が出ています。

「念のため」は打ち出の小づち

明らかなエビデンスがなく、毎回偽陽性の不安と、嫌な治療という選択肢しか与えられない、というのが現状なので、私自身は健康診断も、がん検診も受けようと思いません。検診や健診以外にも、不必要な検査は必要ないと思っています。

また、個人的な話で恐縮ですが、何年か前に、重度の外反母趾のため、左足の手術を整形外科医から勧められました。術前検査まで終えて診察室に戻ったところ、「先生、切ったらおわりですよ。よくお考えになって決めた方が良いです」という、ベテランナースの囁きで、結局手術することをやめました。

術前検査として、何十年ぶりかで、腹部X線検査を行ったところ、腰椎に結構な側弯が見つかりました。医師からは、MRI（磁気共鳴画像）検査を勧められました。

私は、「MRI検査を行うことで、私の治療方法は変わりますか？」と聞いたところ、

「変わらない」との答えでした。腰椎の手術をすれば、さまざまな部位に影響があり、下手をすれば、排尿障害なども引き起こすことが容易に想像できます。ですので、手術という選択肢は、医師にとっても私にとっても「ない」ということは明らかでした。それでも、さらなる検査を勧める理由は、「念のため」という回答でした。

日本人は、念のため、という言葉が好きですが、その検査によって、ベネフィットを得るのは、医師であり、病院なのですから、わざわざ時間を割いてそんなことをする必要性を私は感じません。

厚労省の「健診・検診の考え方」というサイトの、まだるっこしい解説を見ると、健診とは、「必ずしも疾患自体を確認するものではないが、健康づくりの観点から経時的に値を把握することが望ましい検査群」で、「陰性であっても行動変容につなげるねらいがある」。

他方、検診は、「主に疾患自体を確認するための検査群」で「陰性であれば次の検診まで経過観察を行う」とされています。

「健診」の代表例は、メタボ健診です。腹囲を測定すれば医療費が節約できるという仮説からです。脳卒中や心血管障害（狭心症や心筋梗塞）のリスクを下げる、という目的を掲げて大々的にスタートしました。が、バカバカしさにみんなあきれ果てました。息をとめて腹をへこませて腹囲を小さくしますから。このメタボ健診は下火になるどころかもっと厳しさを増しています。

これに対して「検診」は、がん検診（がんの早期発見）とイコールと考えてよいでしょう。検診は、法的な位置づけは医療ではありません。健康診査と医療が担うべき役割は区別されるべきとされています。やってもやっても寿命も延びず、ＱＯＬ（生活の質）の向上に結び付かないことに、税金を使うのは意味不明です。

患者が治療を選べないのはおかしい

ただ、医者は患者から「この検査をしてくれなかったから、がんが進行した」とか「この薬をくれなかったから病状が悪化した」などと患者に責められたり、告発されたりすることを、最も恐れます。

そのリスクを避けるために「念のための検査」「念のための投薬」「がんの手術は、とり残しがないよう徹底的に」と、やりすぎるぐらいやることになる部分もあります。

相手がいくら高齢でも「おじいちゃん、おばあちゃん、年も年だし、もうしょうがないよね」「今でも転びやすいのに、手術なんかしたら寝たきりになっちゃいますよ」とは、医者の方からは言いづらいのが現状です。

それよりも「いまは90歳の患者さんも、体力があれば普通に手術をされますよ」と言った方が、「熱意のあるいい先生」に見られたりするし、治療しないよりした方が、病院の利益になって自分の出世にもつながるという考えの医師もいるのかもしれません。

薄利多売の過剰医療と、心配性の国民が見事にマッチングしているのです。日本では、医者と患者の持ちつ持たれつで、過剰医療が生まれているとも言えます。しかし、医療は命を左右するのです。そして、国民医療費は増える一方です。

手術が必要な場合も、もちろんあります。けれども、必要性も延命効果もはっきりしていないものは「そのままにする」、という大きな選択肢もあるのです。

健康志向の高さや、自分の身体にどこまで気を遣うか。どういう治療をしたいか、したくないか。できる限り延命したいか。自然に任せたいか。その個人差は、特に高齢になるほど開いていきますから、いろいろな考え方があっていいと思います。

しかし、日本の医療では「主治医が勧める治療を受けたくない人」「自分はこういう治療法をしたいと思っている人」が、それを選べないことが多いという問題点があります。自分で自分の生き方を選択できないのと同じだと私は思います。

●「生活習慣病」という、ネーミング

薄利多売医療へのシフトと足並みをそろえるように、かつて「成人病」と呼ばれていた高血圧や高コレステロールなどが、「生活習慣病」という、新たな名称で呼ばれるようになりました。厚労省が考えた、このネーミングは絶妙です。

成人病と言われれば「年をとればみんながかかる老化現象」という印象を与えます。しかし、生活習慣病と言われると「あなたの食事、運動量、タバコやお酒などの生活習慣に問題があるから、病気になるんです。その芽を早いうちに摘み取っておくことが、寿命をのばすことになります。異常値が出たらすぐに医療機関にかからないと、とんでもないことになります」という、プレッシャーを感じます。まじめでおどしに弱い国民性を見抜いています。

高血圧、高脂血症、糖尿病は、脳卒中や心臓血管障害（狭心症や心筋梗塞）の危険因子であることは、ＨＯＰＥ３という大規模なＲＣＴ（ランダム化比較試験）で明らかになっ

ています。

日本では治療が必要な高血圧の患者が４３００万人いると言われていますが、「平成25年（２０１７）患者調査の概況」によれば、治療に結びついているのは、１０００万人に満たないそうです。つまり、現在行われている「生活習慣病健診（メタボ健診）」で早期発見をして、医療機関に繋ぐというやり方が、非効率的であることが明らかです。

どの程度からの高血圧症が薬剤投与の必要があるのか、何歳まで治療するのか、それこそ、延々と行ってきた健康診断のデータをオープンにして解析すべきだと思います。それから、高血圧症は、多くの場合医療機関を受診する必要性もない加齢による疾患ですから、いっそのこと、65歳以上の人には国が薬を配り、飲みたい人は飲んでもらう方式でも良いと思います。

血圧が下がりすぎる問題が生じるのは、高齢者がドクターショッピングをして、同じような薬を複数飲むことがあるからで、昔ながらの降圧剤を一剤配れば、このような副作用もまず生じないでしょう。

独立行政法人経済産業研究所・関沢洋一氏の「２００３年の高血圧対応ビジョン」にあるように、アメリカではポリピル（降圧剤、高脂血症治療薬であるスタチン、アスピリン合剤）を配るという動きがあるようです。日本の場合、開業医が猛反対して、うまくいかないような気がします。

運動のすすめ

血糖値については、１９９０年代に、イギリスで大規模治験が行われました。試験を受けたのは、２型糖尿病で自覚症状がなく、体重が「標準の１２０％未満」の人々が治験の参加者です。血糖値が１１０〜２７０mg／dℓまでの３８００人を、無作為にAB２つのグループに振り分けました。

A群は食事療法をメインにして、血糖値が２７０を超えた時だけ、薬物療法を行いました。B群は薬を使って、血糖値が常に１１０未満に留まるようにしました。

そして10年間観察した結果、「死亡、腎不全、失明に至った率は変わらない」。一方、低血糖による発作が起きた率は、降下剤を使ったＢ群の方がＡ群の３倍多かったのです。

血圧も血糖値も「歩く、自転車、水泳、ストレッチ」などで下がりやすいことがわかっています。

厚労省と医療界がタッグを組んで「患者を増やす」「つかんだ患者は離さない」「しょっちゅう病院に通わせる」は、寿命を延ばすことや、特に高齢者の生活の質を上げることができているとは思えないのです。

見方を変えれば、日本の病院は「来ても来なくても命にかかわらない人たちを呼び込むことで、利益をあげてきた」わけです。

検査はお金になるし、新たな治療に結びつくので、医者はなにかと言えば「とりあえず検査しましょう」。血圧を測り、採血も勧め、腰が痛ければＭＲＩ、頭が痛ければ脳のＣＴ検査……。別の病院に行けば、また最初から検査のやり直しです。

これはどう考えても患者のためではなく、病院経営のためか、と疑いたくなります。

そして経営のためといえる象徴的なものが、がん治療です。まずは検査を行い、血液がん以外の固形がんが見つかると、日本の標準治療では「手術＋抗がん剤」を勧められるケースが圧倒的です。

がんの手術は、臓器の一部や全部を切り取る大がかりなものが多く、抗がん剤を投与するケースも多く見られます。「乗り換え治療」と言って、A剤が効かなければB剤、それもダメならC剤……と、使える抗がん剤が尽きるまで10種類も投与されたりします。

抗がん剤治療による後遺症や副作用の対応のための通院や入院も、必要になる症例が少なからずあります。

病院にとって、がん患者は願ってもない「上客」であり、手放したくない、というのが本音なのでは、と思ってしまいます。

そろそろ近代医療の限界？　寿命は頭打ち

このようながん治療も含め、近代医学は「どんな病気にも対応できる」「無敵だ」と思われてきたところがあります。特に日本人の感覚ではそれが顕著ですが、じつはそうではないのです。

延命につながる薬やワクチンや治療は存在します。しかし、近代医療には限界があると思います。栄養と衛生状態の改善、そして医学の進歩によって寿命が延びた影響があったとしても、「人間をずっと死なないようにする。寿命を今後も延ばし続けていく」ことに関しては、すでに頭打ち状態です。

日本は45年以上も、世界で１、２を争う長寿国の座を守ってきました。

２０２２年、23年も、ＷＨＯの平均寿命ランキングでは日本がトップでした。ただ、平均寿命の伸びは鈍り、22年と23年は前年より少し短くなっています。ギネスブック公認の世界の最高齢者も25年以上、１２０歳の壁を超えていません。

今までずっと「正しい」と思いこんできたことが、ある日突然ひっくり返るということも、そうしばしばではないですが、経験することがあります。科学の進歩は、「今まで正しいと信じられてきたことを覆す歴史」でもあります。逆に言えば、科学的に証明された時には、歴史を塗り替える時だということになります。

ガリレオ・ガリレイは、みんなが「空と太陽が地球の周りを回っている」と思いこんでいた時代に「地動説」を唱え、宗教裁判の法廷でも「それでも地球は回っている」と、主張したと言われます。400年前、地球の自転はトンデモ理論で「異端」でした。

現代の私たちも、ただ空を見上げれば「動かない地球の周りを、太陽や星が回っている」ようにしか見えませんね。でも、科学が「地動説」の正しさを証明しました。

医者に治せる病気はおよそ1割しかない？

今わかっているのは「医者に治せる病気はおよそ1割程度しかないのではないか」ということです。

第1章で触れたように、血液がん以外の9割のがんに対して、抗がん剤は「効く」という確固としたエビデンスがありません。手術でどの程度延命できるのかも不明です。

風邪、インフルエンザ、高血圧、高血糖、肥満、頭痛、腰痛、不眠症、便秘、更年期障害などの疾患は、ワクチンで重症化を防いだり、薬で症状をやわらげることはできます。けれども、根本的に治すのは自分の体力と自然治癒力が大きいと言えます。

根治できない疾患は白髪と同じような「老化現象」と考えて、うまく共存していくのが賢明な考え方ではないでしょうか。

自然治癒力を上げるには、肉や卵も、野菜も、炭水化物もバランスよく食べて、1日に15分ぐらいは、外に出て日光を浴びて、体をよく動かして、よく眠ることがもっとも重要なことだと思います。

◎1950年代に高齢化が始まった国の知恵

日本が社会主義国家になることはまずあり得ないことだと思います。しかし、医療・介護・年金に関しては社会主義国スウェーデンの考えかたを真似しているかのようです。

スウェーデンと、根本的に異なるのは、医療が国営であり、1950年代には高齢者が1割を超えていたスウェーデンでは、風邪やインフルエンザという通常の疾患では医者にかかれない仕組みになっています。みんなが気軽に病院に行ったら、あっという間に医療費がもたなくなることに早くから気づいていたのです。

ところが日本は、風邪でも頭痛でも病院に行きたい放題。その結果、患者も医療費も増え続け、薬剤体制も拡大の一途、医療機関では人手は足りないという状況になっています。

神戸徳洲会病院では、医療サービスに関わる事例が続々と起きており、問題になっています。

同病院では２０２３年、細い管で動脈を内側から広げる「カテーテル治療」を受けた患者13人のうち６人が死亡、７人の症状が悪化したことが、内部告発されました。

市の立ち入り検査で安全管理体制に多くの不備が見つかり、行政指導を受けている時に、さらに「院長が70代男性の電子カルテにあった持病、糖尿病を見落としてインスリンの投与などが行われず、患者は死亡したとのことです。この死亡例に関して、遺族には虚偽説明」「80代男性患者が、気管支鏡検査の数時間後に死亡」などの事例が、立て続けに起きました。

病院の調査に関わった市の幹部が、「医師一人一人が受け持っている患者がかなり多い。怠慢というより全員が忙しすぎて、組織の力が機能していない」とメディアの取材に答えていました。これは氷山の一角で、内部調査をしたら、同じような事例が全国の大病院で起きているのではないでしょうか。

薄利多売医療、国民が行きたい時には、些細な疾患であっても医療機関を受診できるという過剰医療は、限界にきていると思います。

国際保健に携わっていた父から、エビデンスの重要性を教わった

私は筑波大学医学専門学群を卒業後、内科医として仕事をしてきました。出産後まもなく米国ジョンズ・ホプキンス大学公衆衛生大学院で学び、ポスドクとして大学に残りながら、米国CDC多施設研究コーディネイターの仕事を得ました。

我が家は代々の開業医で、父親は戦後、WHO（世界保健機関）の仕事もしていました。随行員としてミュンヘンオリンピックに行ったり、BCGキャンペーンにも深くかかわり、国際会議の副議長も務めました。フランスのドアジー首相の父であるドブレ博士と親交があり、彼の自叙伝を訳しながら亡くなりました。ドアジー首相はWHOのBCGキャンペーンの立役者でしたが、彼に頼んで、親交のあった、ベトナム保健省の次官を、自費

でパリに亡命させました。

開業医としてはとても変わっていたのかもしれません。世界初の抗生物質、ペニシリンが日本に入ってきた時も、「外科手術には、感染を防ぐため、積極的に抗生剤を投与」という欧米の最先端の知見に従って、開業医の先頭を切って、どんどん使っていました。それで保健所や日本医師会から「使い過ぎでは」と言われても、洋書を積み上げ「あなた方はこれを読んでいるのか？　私は全部読みました。私の診療に文句があるなら、この文献全てを読んで出直してきなさい！」と、一歩も引かなかったのです。

今は、抗生剤の予防投与の量については諸説あります。が、父は常に、文献や当時最新のエビデンスに基づいて、いちばん確固たる治療を行おうとしていました。それを、身をもって示してくれたので、私自身もエビデンスを尊重してやってきました。

父は日本医師会の仕事もしていたのですが、よくケンカしていたので「お父さん、またやってる」と子供ながらに苦笑していました。父は医師会のことを徹底的に批判していましたが、唯一、武見太郎会長のことだけは「武見先生はすごい。よく勉強している」と評価していました。

朝4時からフランス語の医療書の翻訳を始めて、患者さんはいつも並んで待っていて、8時から診療を始めました。貧しい患者さんからはお金をとりませんでした。

いろいろな看板を掲げて手広くやっている開業医のことは、「医者が儲かるはずはないんだ。勉強もしないで、金儲けなんてするんじゃない」とよく話していました。


父も医師として変わった経歴をもった人でしたが、私も同様に変わっているかもしれません。小・中・高と日本女子大付属に通っていたのですが、国立大学の医学部に入りました。当時、外部受験をする人は音大を除いて皆無、と言った状況で、医学部を受験したのは、日本女子大開学以来初めてでは？　と驚かれました。

そして、双子の乳飲み子をつれてアメリカの大学院で学び、そのあと厚労省に入ることになり、化学反応を起こしてやめました（笑）。変わっているのは親譲りかもしれません。

公費でアメリカの大学院に留学させて、収穫なし

アメリカに渡ったのも父の影響が大きかったと思います。私も、世界中の人の命を救える国連で働きたいと思うようになったからです。

ジョンズ・ホプキンス大学院を修了したあと、WHOの採用試験を受けて、外交官特権を与えられる最高ランク職「P-5」の、ジュネーブでの最終選考に残りました。が、面接官がすごく権威主義的だったんです。思わず「そんなことで、人の命が救えると思っているんですか」と盾ついて、落とされました。もう少し言い方があったのではないか、と少々反省していますが……。私も若かったのでしょう。

その後、何度もWHOのDG（事務総長）から、短期のエキスパートとしてジュネーブで働くよう誘いを受けました。しかし、母の健康状態が思わしくなく、悩んだ挙句日本に帰ることを決めました。母の体調が良くなれば、また海外に出ることを考えていたのですが、人生とは思ったようには進まないものです。私自身、日本にこんなに長くとどまると

は、全く思っていませんでした。

私は自費でアメリカ大学院に行きましたが、実は厚労省には、医系技官を何人か、ハーバードやジョンズ・ホプキンスに1～2年、公費で送り出すシステムがあります。みんな大学院で公衆衛生学を学ぶわけですが、その成果が政策に生かされたという話は寡聞にして知りません。

日本人コミュニティでまとまっているため、本人も、連れて行った子どもたちも、英語を習得できずに帰ってくるという人たちを多く見ました。

医系技官たちもその例外ではありません。

日本人は、白人に対するコンプレックスが強く、「ええかっこし」の傾向があります。それゆえ、英語が聞き取れなかったり、意味がわからなくてもニコニコして頷いて、「わかったふり」をすることが多いように思います。

その場その場で、適当にごまかして帰って来るから何も学んでこれない、というのが本当のところではないかと思います。

給料をもらいながら、高い授業料と滞在費を使って、これぞ税金のムダ使いですよね。

私が筑波大学医学部にいた当時は製薬会社の援助もあって、大学の医局からも海外留学する人が多くいました。その人たちは、よく研究していたことが印象に強く残っています。

WHOに出向した医系技官たちの、優雅な生活

WHOにも、厚労省の医系技官が数多く出向しています。

この出向者たちは外交官特権のある「P－5」以上の身分を与えられます。また、給料も厚労省とWHOからの二重取りになります。

あくまで一時的な出向者なので、WHOの中では「お客様」扱いです。たいした仕事もなく、なんの責任も負わされません。このような好待遇が許されるのは、日本の国連への出資金が多額で、ずっとトップ3に入っているからでしょう。

国際連合は、前身の国際連盟が第二次世界大戦を防げなかった反省から生まれました。加盟国は193カ国。平和維持活動の財政を支えるのは、国連分担金です。分担金は、国民総所得（GNI）などを目安に、各加盟国がどのくらいお金を持ち、どの程度、国連に支払えるかが3年に1度、国連総会で話し合われて決まります。最近は、出資額トップのアメリカが「負担が大きすぎる」と一部の支払い拒否を表明するなど、加盟国70カ国の分担金滞納が問題になっています。

WHOに期間限定で勤めていたとき、いちばん恥ずかしかったのは、当時のカウンターパートから「モリヨは日本人だから、こういうこと言うのは申しわけないけど、医系技官の出向者はすごく評判悪いよ。過去2年間、毎週のようにヨーロッパの各都市に旅行に行って、最終的に2ページの報告書だけ書いて帰った技官もいる」と言われたことでした。

この元医系技官は、帰国後出世し、天下りをして優雅な生活を送りました。このような出向者がいるため、日本人の本当のプロフェッショナルも色メガネで見られて、国連職員に採用してもらえないという影響もあり、大きな問題だと思います。

国家安全保障につながる「公衆衛生学」

アメリカで学んだ「公衆衛生学」では、みんなの健康を守り、向上させるための環境衛生、感染症対策、社会保障制度などの維持・増進を科学的に研究します。

本来、国家安全保障につながる伝統的かつ先端の学問で、ジョンズ・ホプキンス大学はホワイトハウスと深いかかわりがありました。研究成果は政策に反映され、大学院にも米国はもちろん、日本を含む世界各国からたくさんの政府、軍関係者が学びに来ていました。

日本以外の先進国は昔から、公衆衛生学をとても重視してきています。

中でも結核、ペスト、コレラ、スペイン風邪など、古代エジプト時代から世界の国家を悩ませてきた感染症への対策は、公衆衛生学の柱です。

感染症で多くの人が亡くなれば、国力が弱まります。

とりわけ重要なテーマが「戦地の前線でどんな感染ルートが想定され、兵士たちの感染をいかに食い止めるか」ということです。つまり「医学における国防」なので、多大な国家予算が計上されます。米軍の将校育成プログラムにも、公衆衛生学が組み込まれています。ところが日本には「公衆衛生学」という概念そのものがありません。新型コロナ禍で明らかになったように、感染症対策に関してはとても先進国とは言えない状況です。

感染症対策の中でも結核対策は、感染症以外の疾患（血管障害、がんなど）のベースとなる医療政策モデルです。日本の結核対策は、結核検診車に関しても前述したように、科学とは程遠いものです。結核対策がうまくいかない国は、医療政策の基本ができていないのと同義です。まさに日本はその基本ができていない国の代表格です。

日本の大学の公衆衛生学部は、医学部の非主流の、さらに外側に置かれています。

帰国後、私は結核予防会と厚労省勤務を経て、「一般社団法人パブリックヘルス協議会」の代表理事に就き、主に日本企業の健診データを収集・分析してきました。

日本にはまだ、感染症対策、医療対策のベースになる教育機関がありません。そういう機関を設立し、日本の公衆衛生学を発展させることが私の目標です。

◆第3章◆

「お医者様」大好き日本人の、国民性の問題

スウェーデンの4倍も病院に行って、平均寿命は同じ

第2章でお伝えしたように、日本人は「心配性のお医者さま好き」です。医者にかかれば悪いようにはならない。なんとかなるはず。そう信じているから「お医者様のおっしゃる通り」になりやすい。

NHKがよく放送している、「お金がなくて医療を受けられない人がこんなにいる」という報道のしかた自体もおかしいと、私は思っています。

民放テレビの街頭インタビューでは、ふつうに歩ける88歳の女性が「薬代が払えないから、食費を切り詰めています」と答えていて、不思議に思いました。88歳になって、食費を切り詰めてまで飲まなければならない薬はあるのでしょうか。

もしかしたら、継続してきた薬をこれからも服用していけば、寿命は延びるかもしれません。しかし、88歳という年齢を考えれば、その延びは、10年という長いものではないと

考えられます。最も人生の中で楽しい食事を我慢してまで、医療機関に通い続ける必要があるのか、甚だ疑問です。

確かに国民の年金受給額は少ないですから、「年金だけで暮らしていて、病院にも行けない。薬をもらうお金がない」という人も少なくないという現状があります。

日本ではいま、65歳以上のひとり暮らし女性の4割以上が貧困とされます。貧困と判断されるのは、年間の手取りが127万円に満たない人です。総務省によると、高齢単身者の3割は持ち家でなく賃貸暮らしで、10万円以下の月収の中から、家賃を払っている人も多いということになります。

私たち日本人は年間ひとり平均13回近くも、医者にかかっています。先進国平均の2倍以上、スウェーデンの4倍（2019年OECD発表）という多さです。

けれども日本人とスウェーデン人の平均寿命は、何十年もほぼ同じという結果です。2022年の厚生労働省の統計では、男性はスウェーデンの方が少し長生きでした。

前述したように、社会保障費の増加は、後期高齢者の医療費の伸びです。高齢になれば、何かしらの病気になるのが普通です。しかし、それを治療する必要があるかといえば、甚だ疑問です。必要とは言えない世代に高額な医療費が注ぎ込まれるよりは、高齢貧困層に豊かな暮らしができるよう、税金を回すべきではないでしょうか。

●「病院に近づかない方が幸せ」

食費を切り詰めて、治療費と交通費をかけて病院通いをしても、しなくても、寿命は同じ。だったら、病院に近づかない方が良いのではないでしょうか。

数年前、日本は「病院に近づかない方が、長生きできそうだ」という結果を出しています。2020年、新型コロナ元年。私たちは前代未聞の「自粛生活」に突入しました。この国に住むほとんどの人が、何カ月も不要不急の外出をひかえて、ほぼ家ごもりの生活を続けました。

毎日のように病院のハシゴをしていた人も感染を恐れてパッタリ行かなくなり、薬が切れたままの人も続出。健診やがん検診を受ける人も半減しました。

その結果、どれほど多くの人が亡くなったでしょうか。逆でした。20年の日本人の死者は、コロナ禍なのに前年より約８４００人も少なかったのです。

そして翌年、あの大がかりなワクチン接種が２回実施され、人々がどっと病院通いや健診の受診を再開したらどうでしょうか？

21年は前年より、死者が６万７千人以上も増えてしまいました。

それ以前には北海道・夕張市の例もありました。入院用ベッド１７１床の市立病院が、財政破綻のため07年に倒産して、残ったのは、たった19床の診療所だけでした。

でもその後、夕張市の死亡率は変わらなかったのです。

しかも、当時の国民の３大死因、がん、心臓病、肺炎で亡くなる人が減って、老衰のために自宅で亡くなる人が急増しました。夕張市の高齢者１人当たりの年間医療費も、80万円から70万円に減らすことができたそうです。

◎高血圧、高血糖の薬をもらうための医者通いを減らそう

薄利多売で医療機関は自分たちの生活を支えている、ということは前章で書いた通りですが、重症ではない高血圧や糖尿病患者への薬の処方のためだけに、2週間ごとに病院に来させる医療機関も少なからず存在します。

このようなムダに対して、厚労省もさすがに重い腰を上げて、2024年の医療改革には「処方箋をもらうための医者通い」を減らす意図が見られます。

高血圧のような生活習慣病の診療報酬は、これからは「月に1回」しか請求できないようにするほか、処方箋料の引き下げ、さらに症状が安定している場合、一定期間、受診しなくても繰り返し使える「リフィル処方箋」も推奨されています。

また、2024年6月からは、高血圧や糖尿病の患者に適応される、特定疾患療養管理料（いわゆる指導加算）も廃止されます。

繰り返しになりますが、高血圧、高脂血症、糖尿病は、脳卒中や、心臓疾患のリスクです。薬はこれらを抑える最も有効な方法です。高脂血症の薬であるスタチンは、コレステロール値が正常の人に対しても、脳血管障害、心血管障害の頻度を下げることが、大規模RCTの結果、報告されています。

すでに長い間、私たちはこれらの薬を使ってきました。HOPE3（Heart Outcomes Prevention Evaluation-3, AMERICAN COLLEGE OF CARDIOLOGY）で、ポリピルによる、ふらつきなどによる副作用は2％という低い数字でした。HOPE3はアジア人被験者は4割であり、高齢者の被験者も含まれていますので、一剤の降圧剤によるふらつきが、特に日本人だけに多いことは考えにくいです。

こうした背景を考えれば、日本人だけが、高血圧や高脂血症、糖尿病の薬をもらうために、すべての人が医療機関を受診する必要性はないと思います。

さらに、血圧がどれくらいになったら薬を飲み始め、どれくらいまで下がったらやめるのか、また、何歳まで治療対象にするのかは、健康診断のデータから、決めてゆけば良いと思います。今、血圧の薬だけでも10種類あります。これらを1、2種類に決めて、国が無料配布するだけで、多剤服用による影響が大きいことが指摘される、ふらつきなどの副作用を抑えるだけでなく、不必要な医療費を大きく削減することが期待されます。

いい加減、誰のためにもならない、本態性（動脈硬化性）高血圧症だけでの、医療機関受診をやめたらどうかと思います。

●早期発見のまぼろし。がん死は42年連続、死因の1位

私は、最もムダな医療行為はがん検診だと思っています。

がん検診の目的は、症状のない人を検査して、がんを見つけ出すことにあります。

「病気はとにかく早く見つけて、早く治療すれば良い。がんは早く見つけて、治療すれば寿命は延びる」

すなわち早期発見早期治療が医学の根本であり、日本人の寿命延長の源であるかのように言われ続けてきました。言い換えれば日本の近代医療は、「早期発見・早期治療」を念

仏のように唱えながら、がん検診の拡大の歴史といっても良いかもしれません。
欧米ではここまで大規模に行われていない胃がんや肺がんの集団検診も導入して、１９８０年代から「胃がん」「子宮頸がん」「肺がん」「乳がん」「大腸がん」など、全身の検診が、次々にスタートしました。

市区町村が行う「住民検診」、事業者などが実施する「職域検診」、人間ドックなど、個人が任意で受けるがん検診。主にこの３つのルートで、対がん協会によると、年間のべ１０００万人以上が受診しています。

「がん撲滅」をスローガンに同協会が発足したのは、１９５８年です。以来、累計４億人以上の国民が、がん検診を受診しています。対がん協会を支援・設立したのは朝日新聞社で、がん征圧に尽くした人を表彰する「朝日対がん大賞」、乳がんの早期発見を啓発する「ピンクリボン運動」などを、先頭に立って推進してきました。

しかし「早期発見・早期治療」が、集団の死亡確率を減らす、寿命を延ばす効果に関してははっきりしません。

がん検診を世界で最も強硬に進めた日本において81年から42年連続がんが日本人の死因のトップであることから考えても、がん検診の効果は頭を傾げることばかりです。

スイスはマンモ廃止へ。アメリカ医師会は「健診はムダ」

欧米では早くから、さまざまな医学データや大規模な比較試験の結果から「がんを含めて、病気をいくら早く見つけて治療しても、全体の生存確率は変わらない。むしろがんではないのにがんと診断したり、誤って治療してしまう過剰診断の害が大きい」ことが指摘されてきました。

それを受けて、欧米では胃がんや肺がんの集団検診は行われていないし、スイス政府は10年前の2014年、マンモグラフィ（乳腺・乳房のレントゲン検診）による乳がん検査の「廃止」を勧告しています。

米国で2011年に、医師会自らが「ムダで不利益をもたらす医療追放運動（チュージングワイズリー）」が起こりました。19年までに医師80万人と世界の約80学会が参加。ムダで有害な治療と認定されたのは、

・自覚症状のない成人への定期健診。
・健常者への胸部X線検査やPET検査。
・前立腺がんのPSA検査や、早急な治療。

メタ分析（前述のエビデンスピラミッドで一番信頼性の高いRCTを複数集めて、レビューしたもの）や、欧米の112以上の病院が参加した大規模治験による結論は、「がん検診による総死亡減少効果は明らかではない」「乳がんに、抗がん剤は無効」でした。

欧米各国と日本の肺がん（ステージ1期）の治療法
欧米各国と比べると、日本の手術比率は突出している

	手術	放射線治療
イギリス	53%	12%
オランダ	47%	41%
ノルウェー	55%	29%
アメリカ	60%	25%
日本	95%	5%

出典：イギリス、オランダ、ノルウェーはEuropean Society For Medical Oncology「Annals of Oncology」調査（2015~2016年）。アメリカはSEER（2012年）。日本は武田篤也・大船中央病院放射線治療センター長による2014年の推計値（無治療、化学放射線治療をゼロと仮定した数値）
※2021年7月20日発売のニューズウィーク日本版7月27日号「ドキュメント　癌からの生還」特集37ページより（＋NEWSWEEK JAPAN）

大きく切りたがる。80歳以上でも治療に誘導…過剰医療の実情

たとえば肺がんステージ１では、上の図のように日本では１００％、手術か放射線による治療が行われ、手術の割合が95％と突出しています。欧米では手術は6割以下です。また、手術も放射線治療もしないケースが6％から55％あります。

これを見る限り日本のがん治療が、いかに手術に偏っているかがわかります。

死因別に見た死亡率の年次推移

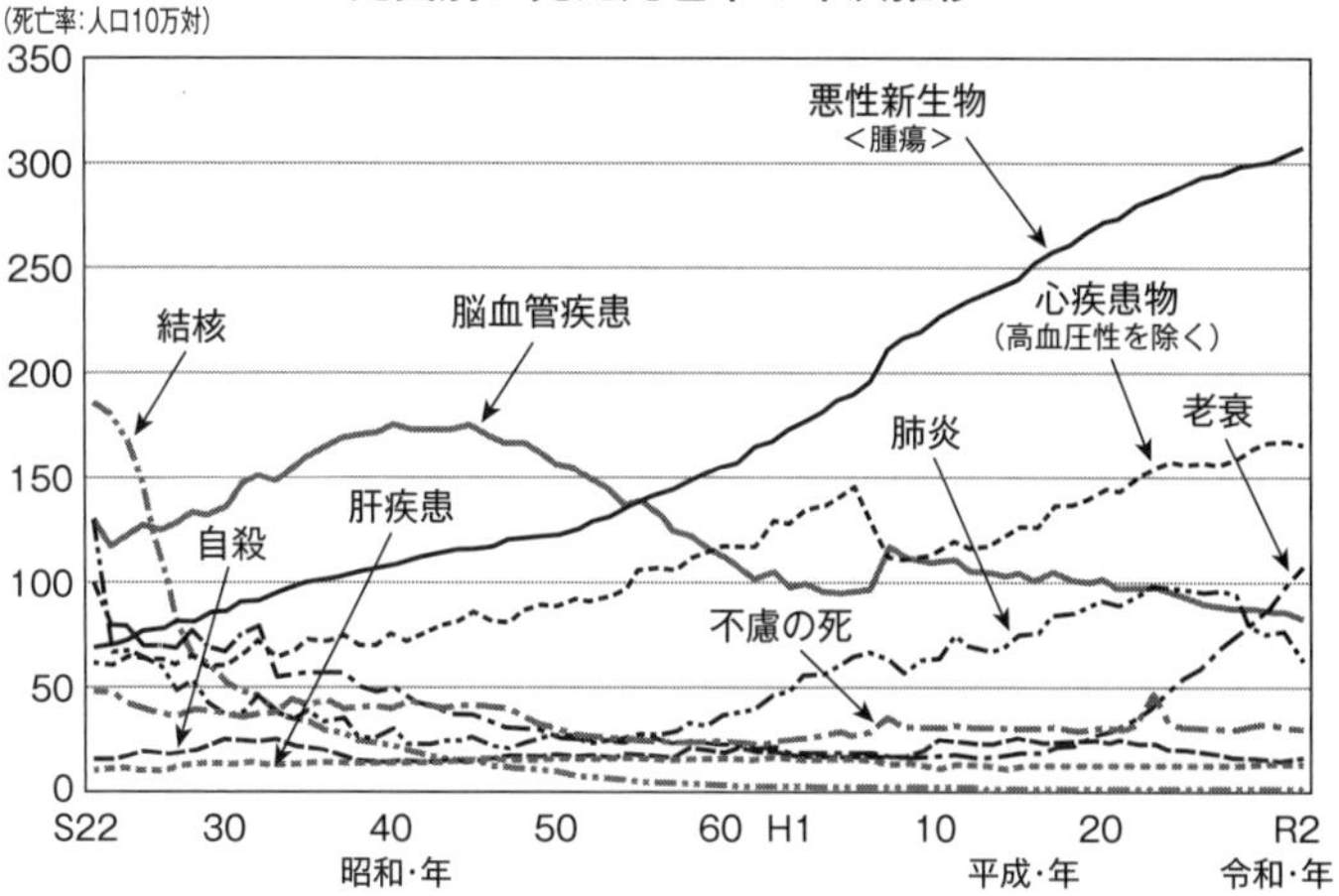

出所:「令和2年 人口動態統計月報年計(概数)の概況」(2021.6.4 より作図)

基準値を10下げると、薬の売り上げ増4000億円

日本人の死因トップを見ると、１９５０年までは結核。51年から81年までの30年間は脳卒中。それ以降は40年以上、がんが一本調子で増えています。

「これ以上の血圧は高血圧」という基準値は、１９９９年までは「70歳代の最高血圧の目標値は１５０（ｍｍＨｇ）～１６０、80歳代では１６０～１７０」と、ゆったりしていて、年齢によって幅をもたせていました。

ところが、２０００年に日米で高血圧の新薬が発売されてからというもの、基準値はみるみる下がりました。２００３年になると、日本高血圧学会は年齢別の数値を撤廃。年齢による格差なく、一律に、１４０／90以上で降圧剤を処方する、としたのです。

基準値を下げるだけで、健康な人を「高血圧患者」にすることができ、基準値が10下がると、降圧剤の売り上げが４０００億円増えると言われます。

２０１４年には「75歳未満は１４０、75歳以上は１５０」。２０１９年に改訂された「高血圧治療ガイドライン」ではついに、上（収縮期）の血圧の降圧目標が、75歳未満で１４０から１３０に引き下げられ、そのつど「高血圧患者」が量産されてきました。

今は一律「１３０を超えたら要注意。１４０は高血圧」とされて、いまにも心筋梗塞や脳卒中になるような印象を与えます。それで不安になって薬を飲み始めた方も多いでしょう。

高血圧症が、脳血管障害や心血管障害のリスクであることは確かです。しかし、それがどの程度の血圧になったら治療が必要かの議論は必要です。イギリスでは１５０以上の家庭血圧（収縮期）で服薬を勧め、１３５程度まで低下させることを勧告しています。

開業医の患者の9割はリピーター、お目当ての一つは処方箋

興味深い報告があります。フィンランドの、40代の管理職１２００人を無作為にＡＢ班に分けた比較試験では、最初の5年間に、Ａ班は定期的に健康診断をして、問題があれば高血圧や高血糖の薬を出し、栄養チェック、運動、アルコール、喫煙、砂糖、塩分も厳密にコントロール。Ｂ班は自由に任せました。

すると、きっちり健康管理されたA班の方が、15年後の死亡率が46％高くなっていました。自殺や事故もA班の方が多いという結果が得られました。

厚労省がますます力を入れつつあるメタボ健診ですが、腹囲測定が医療費を減らす、という医系技官の仮説（思いつき）を元に始まりました。日本ではＢＭＩ（肥満指数）22が標準とされます。身長１７０センチで63・6キロです。

BMI21を切ると死亡リスクが上がる

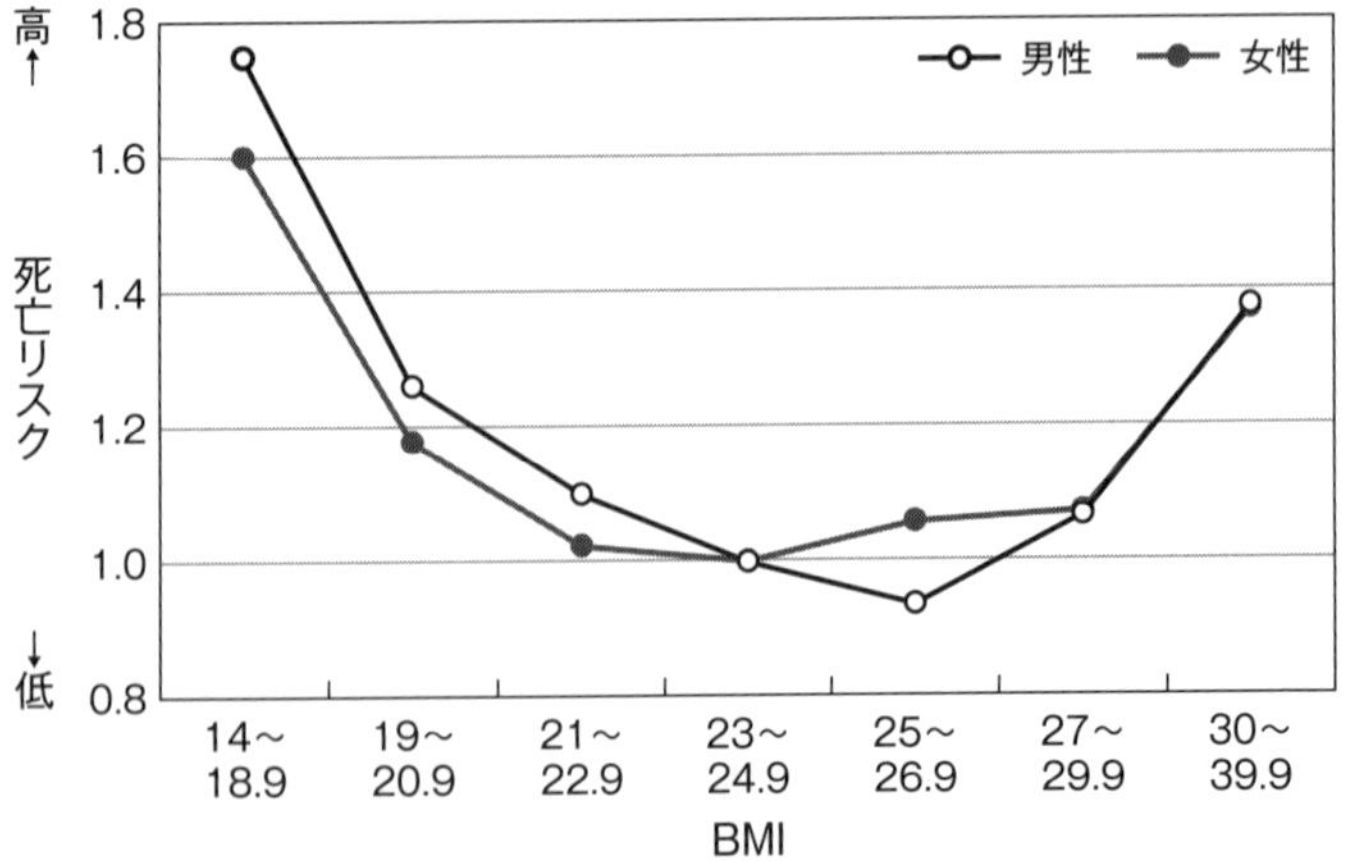

出所：J Epidemiol 2011;21(6):417-30.

日本人の中高年35万人以上を追跡した死亡リスクの研究では、男性はＢＭＩ25〜27、身長170センチで75キロ前後の人が、最も死亡リスクが低かったのです。ＢＭＩ21を切ると、ＢＭＩ27以上の肥満の人よりも、死亡リスクが上昇しています。

この研究は、エビデンスレベルの高くない観察研究ですが、体重に関しては、筋肉量にも大きく依存してきます。結核発病のリスクとして、標準体重10％以上の痩せがあります。過体重が、疾患発症の危険因子なのか、そうであれば、どの程度の過体重が、問題なのか、よくわかっていません。

繰り返しになりますが、メタボ健診が医療

費を下げるという科学的根拠は得られていません。それは、前にも書いた通り、４３００万人の高血圧症が１０００万人未満しか、治療に結びついていないことから、非効率的なやり方であることからもわかります。

処方箋のための診療が不要となれば、「開業医はいらない」ことになってしまいますが、私はそれで良いと思います。国民が健康で医者が必要ないというのは、社会が健全であるということと同義だからです。

救急搬送されて「軽症」と診断された人が過半数

今まで、検診や健診といった「早期診断、早期発見」に主眼をおいて述べてきました。これからは日本と他の先進国の医療体制を比較してみたいと思います。

まず救急車。アメリカは有料で州によって料金が違います。ニューヨーク消防局の救急車は、路上待機なのですぐ来ますが、１０００ドル（２０２4年2月レートで約15万円）ぐらい徴収されます。走行距離や「救命士が同乗するか」「搬送中に酸素投与や治療を行うか」など、状況に応じた課金がいろいろあるので、日本の感覚で救急車を呼ぶと、とんでもなく高額な請求をされることになります。

フランスもアメリカと同様、救急車は有料で、基本料金が約60ユーロ（約9600円）。走行1㎞ごとに2ユーロ（約330円）加算されます。

イギリスや北欧は無料で救急車を呼べますが、コールセンターで緊急性や重症度を詳しくチェックされ、よほど病状が切迫していないと、なかなか来てくれません。搬送されてから緊急性が低いことがわかると、罰金を取られることもあります。

一方、日本の救急車は無料で、東京消防庁の調べでは、2023年の平均出動時間は9分台です。驚くのは、搬送されて「軽症」と診断された人が54％を超えていることです。「虫に刺されてかゆい」「指先を切った」程度で救急車を呼ぶ人たちもいるのです。

同消防庁の救急出動件数は、前年より約5％多い91万7472件。実際に搬送したのは年間77万3342人で、その4割が75歳以上でした。

救急車の出動にかかる1回のランニングコストは「4万5000円」と公表されていま

す。

◎救急車を呼んで入院に至らなかったら、7700円徴収

日本全国で救急出動が年々増えて、年間700万件以上という事態にたまりかねて、消防庁は「救える命を救うため、救急車の適切な利用を。呼ぶかどうか迷った時は、救急相談窓口#7119に電話してほしい」と呼びかけています。イギリスや北欧のような厳しい救急度チェックが、日本にも導入されるかもしれません。

三重県松阪市はついに「2024年6月1日から、入院に至らなかった救急搬送者に関しては、病院が1人7700円を徴収する」と発表しました。

これは、重症患者を24時間365日受け入れている3つの基幹病院が「本当の救急患者」にすぐ対応して命を救うための、苦肉の策だそうです。

逆に、いかに多くの救急車がムダに使われ、人命の危機が発生しているかを感じさせる

政策です。

松阪市の試みは、とてもいいことだと思います。単純計算しただけでも、1回4万5000円×700万回＝年間3000億円以上。「軽症者が5割以上」の救急搬送のために、莫大なコストと人手がかかっています。このお金は、もとをたどれば私たちの税金なのです。

よい治療を受けたいなら、高い保険料を払うのが通常

医療にかかる診療費に関してですが、日本では国が定めているので、初診料から手術・入院費まで、全国どこの病院でもほぼ一律料金です。

アメリカでは、病院側が自由に決めます。基本は「病気やケガも自己責任。ハイレベルの医療を受けたいなら、それなりの対価を支払うのが当然」という考え方です。腕のいい医師は検査代も、診療報酬も、薬の処方料も、すべてが高額。前に書いたように救急車も有料です。まず、アメリカでは「救急車は呼んでも来ないと思った方が良い」と、アメリ

カの医療者から言われました。それくらい、救急車を呼ぶということは、稀なケースということになります。

アメリカの公的な医療保険は65歳以上の高齢者、障害者、低所得者（年収およそ１００万円以下）に限られ、一般的にはそれぞれが、民間の医療保険に加入しています。

空の旅のエコノミー、ビジネス、ファーストクラスのように受診できる病院がクラス分けされ、「よい治療を受けたいなら、高い保険料を払いなさい」というシステムです。

２０２２年の企業提供医療保険の家族プランが、月額平均１８７２ドル（28万円強）。サラリーマンの平均年収が日本よりかなり高いとはいえ、日本人にとっては驚く数字です。一般的に歯科保険は別で、医療保険がカバーする診療項目は、加入者が入っている医療保険によります。公的保険にも民間保険にも加入していない国民が、１割以上いるというのがアメリカです。

◎医療費で自己破産するアメリカ

診療の自己負担金も、日本では考えられないほど高額です。盲腸（急性虫垂炎）の手術・入院費が日本では30万円台（3割負担で約10万円）。入院日数は5日前後です。アメリカの盲腸の手術（入院1日）の相場は200万円前後。海外旅行保険のサイトには、600万円請求された事例も載っています。

歯の治療も、2023年にロサンゼルスに移住した芸人・たむらけんじさんが「虫歯と詰めもの各1本で675ドル（約10万円）」とYouTubeの動画で伝えたら、現地在住の日本人たちが「それ安い」「ロスなら1000ドル超えが普通」と反応していました。たむらさんの感想は「おっそろしい金額。日本の健康保険制度は神！」。

ちなみに、日本では「3カ月を超えて滞在する外国人は、留学生でも国民健康保険に加入する」義務があって、無収入なら月に数千円で、医療を3割負担で受けられます。外国人も3カ月在住すれば、住民登録され、健康保険証が交付されます。こんな国は世界中見渡しても、日本だけではないでしょうか。

こうした状況から、アメリカでは病気と医療が原因の自己破産がとても多いのです。年間約50万人の破産宣告者の、7割近くにも上っています。日本人の自己破産は年間6〜7万件、病気・医療が引き金になったケースは2割にとどまっています。

アメリカと比較すると、医療のセーフティネット（安全網）の面で、日本がいかに恵まれているかがわかります。

「医療費無料」のイギリス・北欧は、病院の予約が困難

では「医療費原則無料」の国と日本を比較するとどうでしょうか。

イギリスや北欧の、税金でまかなわれる「国公立病院の医療費無料」制度は、日本でもよく知られています。

しかし、日本のように、「自分の行きたい時にすぐ医療機関にかかれる」という状況と

は全く異なっています。イギリスや北欧では、医療の役割分担がきっちりしているので、「体調がよくないから、きょう診てもらおう」というわけにはいきません。

医者にかかる前に事前に審査があり、緊急性が低いとあと回しになります。また、入院が必要な病気でも、病状によっては、数カ月以上待たされることもあります。

イギリスやデンマークでは国民全員が「家庭医」を登録しています。家庭医は治療がすぐ必要かどうかの判定をする役回りです。「風邪ぎみで咳が出る」「熱が39℃あってインフルエンザのようだ」ぐらいでは、電話口で「寝ていれば治る。薬が必要なら市販薬の購入をしなさい」と言われます。日本では、インフルエンザにはタミフルが一般的ですが、タミフルのような費用対効果のない薬剤は、まず処方されることはありません。

スウェーデンには、電話やインターネットで公立病院の予約ができるサイトがあり、体調を崩すとまずそこに連絡します。診察に進める条件が、風邪症状なら「少なくとも4日以上、熱が下がらなかった場合」など、具体的に細かく決められています。

たとえ「受診ＯＫ」となっても、緊急性が低い、重病ではないと判断されると、イギリスやほかの北欧諸国と同じく、数週間以上待たされるのが普通です。

私立病院ならすぐ診てもらえますが、自由診療であり、全額自己負担です。こうした理由からか、スウェーデンでも、同じシステムのデンマークでも、民間の医療保険の加入者が増え続けています。

このような医療状況に関して、「国民所得の半分以上が税金に取られるのに、必要な時に必要な医療を受けられない」という国民の不満がよくニュースになります。必要な時とは、患者にとって必要な時なのですが、それが必ずしも医療的に必要かどうか、という問題です。この線引きをするのが、データであり、そこから得られた費用対効果分析ということになります。

また、イギリスの税金で支払われる国民保健サービス（National Health Service、通称ＮＨＳ）ではヨガを推奨しています。これはいわゆる生活習慣病とうつ病などの精神疾患での医療受診が増え、それをできるだけ抑えることがＮＨＳ運営上必要になっているからです。ヨガのこれらの疾患群に対する予防効果が認めらえるとして、ＮＨＳが推奨しています（themindedinstitute.com/can-yoga-therapy-support-increased-demand-on-the-nhs/ YogaInTheNHS:WorkingTowardsTheInclusionOf YogaWithinTheNHS（themindedinstitute.com））。

日本でも、医療費に税金をかけるより、こうした効果の認められる代替医療を積極的にプロモートしていってほしいものです。

全国どの医療機関でも、気軽に受診できるのは日本だけ

海外事情を知れば知るほど、日本の医療制度は特別であることがわかります。

フリーアクセスと言って、患者が望んだ時に、全国どの医療機関でも自由に選んで、必要な医療サービスを受けられます。

厚労省が承認した治療を受ける限り、どんな大病院でも名医でもおおむね一律の公定価格で、自己負担金は概ね1～3割です。生活保護受給者、透析患者などの第一級障害者などは、無料です。

また、最先端の超高額医療を受けても、年収に応じて、最大でもひと月8万円台までの

自己負担ですむ「高額療養費制度」もあります。

世界のどの国もまねができないと言われる「至れり尽くせり」の医療体制王国と言って良いのではないでしょうか。

日本が誇る「国民皆保険制度」のスタートは１９６１年。それまでは日本人の３人に１人、約３０００万人が、生活が苦しくて保険に入れず、満足な医療を受けられませんでした。本当に必要な状況なら、安心してかかれる医療制度は重要だと思います。

しかし、第１章でお伝えした「公費のムダ使い」という大問題があります。

年齢を重ねれば、体のどこかに不調が生じます。骨の変形や、血管の狭窄、がんなど、全身探せば、何らかの病気は見つかります。

動脈硬化を病気と呼ぶのか老化と呼ぶのか、線引きが難しいです。それは、年をとれば、血管が固くなるのは当たり前だからです。その当たり前のことを、改めて検査をしてわざわざ見つけて病名をつけて、それに対して薬を処方することによって、多くの病院が利益を得ているのが、日本の医療の特色です。

本来は治療しなくてもよい人を治療する症例は、少なからず存在すると考えられます。新型コロナが流行する以前、病院の待合室が高齢者のたまり場のようになっていたのは、こうした日本の医療の特殊性があったことが大きな要因でしょう。

多くの開業医にとって高齢者の高血圧などを診ることが、収入源となってきました。しかし、必ずしも必要とは考えられない、月1回の採血や、処方のたびの受診は、費用対効果的に不必要ではないでしょうか。

100年続いた「キズは消毒してガーゼ」の大間違い

ここで、第1章で取り上げた私の足のケガの話を少し膨らませます。傷口を縫ってくれた外科医と、こんなやりとりがありました。

「抗生剤は必要ありませんよね」と聞いたら、「エビデンスはないんですが、この程度の大きな傷なら通常は抗生剤を出しますよ。木村先生には出しませんけれど」。

私は、抗生剤の処方箋をもらわずに帰宅しました。

今ふり返ると、この時の外科医との短いやりとりからも、「エビデンス（科学的根拠）のないムダな医療が多い」という実情が浮かび上がります。


また、医者も患者も当たり前だと思っている医学常識にも、落とし穴がいろいろあります。

たとえば外傷の手当て。以前は1世紀以上にわたり、日本でも世界でも「キズは消毒したあとでガーゼで覆う」ことが広く行われていました。「傷口を毎日、オキシドールなどで消毒し、新しいガーゼで覆って、傷口から出てくる体液を吸い取る」。それが医学常識でした。

一方、1950年前後にアメリカで「従来のやりかたでは逆に治るのが遅れる。むしろ傷口を保湿した方が回復が早く、傷跡も残りにくい」という説が唱えられ、それを裏打ちする実験結果や、現場の報告が集まって、世界の常識も変わっていきました。

傷口から出る体液には、キズが治るために必要なさまざまな免疫物質が含まれ、皮膚にも、細胞を修復する常在菌が無数に存在します。消毒したり吸い取ったりすると、体の自然治癒力が弱り、回復が遅れることが、現在の知見です。

それで今のキズの手当ての常識は「消毒しないで、水道水で傷口を十分に洗う。砂粒やゴミなどを取り除き、必要があればウエットドレッシング（湿った素材で傷口を覆って保護する）や縫合をする」に変わっています。

ちなみに古代エジプト時代、今から4500年も前の陶板に記されたキズの手当て法は「水かミルクで洗い流し、ハチミツと樹脂を混ぜて塗る」。ミルクやハチミツは、いかがかと思いますが、水で流して、保湿するというやり方は、極めて理に適った対応法だ、と今でも思います。

「風邪に抗生剤」は効果なく、耐性菌を増やす

私のケガの縫合のように、処置後の抗生剤の使用も、「減らす」方向が世界的な流れです。どこの国も抗菌薬をむやみに使い過ぎた結果、薬の効かない「耐性菌」で亡くなる人が激増しているからです。

日本でも、代表的なメチシリン耐性黄色ブドウ球菌（ＭＲＳＡ）と、フルオロキノロン耐性大腸菌（ＦＱＲＥＣ）の２種類に感染した患者さんだけでも、年間推定８０００人が亡くなっています（国立国際医療センター病院発表）。

そして私の執刀医が自ら「エビデンスはない」と言った通り、抗生剤を使う量や投与する期間は、それぞれの医師の判断に任されているところがあります。

ウイルスは細菌とは別もので、抗生剤は全く効きません。なのに、いまだに風邪やインフルエンザ、新型コロナの患者に抗生剤を処方する医師もいます。患者さんから頼みこまれることもあるようです。新型コロナ禍が、日本人の「殺菌」「抗菌」信仰をますます強固にしたのは、困ったことです。

私の場合、脛が30センチ裂けましたが、深部骨折もなく、表層を15針ぬっただけだったので術後の抗生剤投与の必要がある症例ではありませんでした。もちろん、眠れないほどの痛みのために、消炎鎮痛剤は手放せませんでしたが！

「医学の進歩を信じきって身を任せていると、しっぺ返しがくること。世界中で長らく当たり前に行われてきた医療にあちこち、とんでもない落とし穴があること」

抗生剤の使い方だけ取り上げても、これらがよくわかりますね。


今はインターネットで、古代の医療から最新の医学データの日本語訳、手術の後遺症や薬の副作用まで、調べることができます。

長年続いて当たり前だと思われている治療方法、予防方法などに関して、「他の選択肢はないのか、医師から提示されている治療法は、自分にとって良い結果をもたらすのか」など、自分が疑問に思ったことを、自分で調べて、考えて、判断することは、自分らしく幸せに人生を全うすることにつながると思います。

そのためには、どの情報が、現時点で、最も信頼性のある情報なのかを見極めることが重要です。そのためには、繰り返しになりますが、エビデンスピラミッドを見て、得られた医療情報がどこに相当するのか、信頼性の高いものかどうかを見極めることが必要です。流れている多くの情報は（いわゆる専門家と呼ばれている人たちの発言含め）、信頼性の低いものがほとんどです。

◎厚労省の一番の問題は、データの山を外部に出さず、捨ててしまうこと

日本は、もともとは、調査や統計に強い国です。江戸時代から、全国の人口調査を行っていたのですから。明治時代には富国強兵のために、学生の健康調査や身体測定のデータを蓄積し、大正時代には国勢調査も始めています。第二次世界大戦の前までは、日本の統計学的な判断力はとても高かったのです。

厚労省の一番の問題は、山ほど持っているデータを外に出さないことです。新たな情報収集についても、今の医系技官の手には負えない。かといって、優秀な科学者を入れてデータを集め、解析しようともしていません。

まともにデータを集めて表に出すと、不都合な真実が多すぎて、自分たちの権威が弱まると考えたからかもしれません。

私は、医師免許を持つ「医系技官」として同省に在籍していました。本来、医系技官の職務は、医療のプロフェッショナルとして保健医療にかかわることです。しかし、実際厚労省の職員の仕事のほとんどは内部の調整に費やされます。

調整とは、①何かをやりたいと思ったとき、まずもとになるプランを起案する。②続いて決裁を取る。それが係員→係長→課長補佐→室長→課長→企画課長→部長→局長という具合に、延々と続くのです。

ひとりひとりの決裁を取るまでの間に、いろいろな根回しが必要になります。こうした業務は国際機関含め、他の組織でも必要なので、全くムダなことだとは思いません。しかし問題なのは、せっかく医療のプロとして雇われているのに、「医師免許を持っているだけの国家公務員」になってしまっていることです。言い換えれば、医系技官でなくてもできることしかしていない、ということです。

科学の世界は日進月歩です。今まで信じられていたことも、間違いであったことがわかることがあります。それが、科学の進歩につながります。

医療も科学的な側面を多く持っています。それを提言して、科学的にあっていない法律に関して、法改正に持ち込む、というのが医系技官に求められていることだと思います。そのために必要なことが、まさに系統だったデータの収集と分析です。

これに対し、本来の存在意義が全く体をなしていないことが、今回のコロナでも再確認されました。すなわちデータをきちんと集めて分析し、エビデンスに基づく政策立案をして、医療行政を行おうとしない。このような厚労省の問題点を、内側にいた時も、外部の人間になってからも一貫してはっきり主張し、著書も出してきました。

しかし残念ながら、その体質はなかなか強固で、変えるのには相当な労力と時間がかかりそうです。そうであるなら、日本人の健康と生活の質の向上は、みずから図っていくしかないのではないでしょうか。このような考えから、次の章では、「人として幸せな生き方」について、私なりに考えたことを書いていきたいと思います。

◆第４章◆

日本の延命治療、介護は適切か？

◎「治療しなければ余命半年」の疑問

私の好きな言葉の一つに、「人は、生きてきたように死んでいく」、という言葉がありま
す。

不平不満ばかり言って生きてきた人は、意識が薄れてもブツブツ文句を言っている。

ありがとう、が口ぐせの人は亡くなる前に、身内や周囲の人にも必ず感謝を伝える。

独立独歩で生きてきた人は、どんなに衰弱しても、這ってでも自力でトイレに行こうとする。

よく死ぬためには、よく生きること、というシンプルな事実が浮かびあがります。

寿命そのものは、50歳で亡くなる人も、100歳を超える人もいて、運命というものがあります。どれだけ長く生きるかではなく、「いかに生きたか、どのように人を愛したか」が重要だと、私は思っています。イギリスの哲学者、バートランド・ラッセルの「幸福論」にある、人の一生とは、「生きた、愛した、存在した」に集約されるということでし

ょう。

これから、「医者にかからない生き方」を選んだ方たちが、どんな最期の日々を過ごし、どういう死を迎えたかを中心に、高齢者の生き方と生活の質の向上について考えたいと思います。


最近「こういう生き方は本当に人間らしくていいな。支えた奥さんもすごい。お互いにとって、なんて幸せな人生！」と思ったご夫妻がいます。

漫画家・倉田真由美さんの夫で、映画プロデューサーの叶井俊太郎さんは、2024年2月16日に、すい臓がんのため56歳で亡くなりました。

叶井さんは22年6月、皮膚が黄色くなる黄疸が出たので病院に行き、「ステージ3のすい臓がん」が見つかりました。

胃や心臓、肺と比べて、すい臓は背面にあるので見つかりにくく、しかもすい臓がんの進行は、とても速いことが多いのです。治療は手術にしても、抗がん剤にしても非常に苦痛が大きく、生存確率は低い。「治療しても、つらいだけのがん」の典型です。

叶井さんは医師から「治療しなければ余命半年、もって1年」と宣告されましたが、抗がん剤や手術などの標準治療をしないで、1年8カ月もパワフルに生きぬいたのです。

23年10月、叶井さんは転移が見つかってステージ4になり、がんを世間に公表しました。

そこで叶井さんは、「ステージ4の末期がんの人は、病院で寝込んでいるよね。自分的には、何もしないでボーッとしていても、時間が過ぎるだけで何も楽しくない。やりたくないことはやらずに生きてきたから、残された時間を〝好きに生きる選択〟をしたい」と、がんの標準治療をしない決断をしました。

残された時間を好きに生きて、死の前日まで話ができた

10月末には、友人・知人15人との「余命半年」対談集『エンドロール』（サイゾー）を刊行しました。

年末の12月16日、17日に行われた「第1回国際叶井俊太郎映画祭」のトークショーでは、やせ細ってはいたものの、ジョークを交えて熱弁をふるいました。

「おれはステージ4で末期がんだけど、自分の名前のついた映画祭なんて、なかなかないからがんばります。ここで悪化して死んでも、それはそれでしょうがない」

がんを宣告されてからの1年半は、「めっちゃ忙しい。前倒しで、再来年の春くらいの仕事までしてるから。オレ、死ぬからね。来週も生きてるか分からないから。調子は悪いよ。だるいんだよね」。

2024年、年があけても電車で職場に通い続けながら徐々に体力が弱って、2月に入ると一気に衰え、自宅で穏やかに亡くなったことを、倉田さんが公表しています。

「亡くなる前日まで毎日シャワーを浴びて髪を洗い髭を剃り、普通に話せていました。私にもっともっと大変な思いをさせてもよかったのに、ろくに何もさせないまま逝ってしまいました。いい思い出しかありません」と。

叶井さんは「治療しないと余命半年」と言われてから1年8カ月も走りに走り、やりたい仕事を目いっぱいやって、命が尽きる前日まで自宅で話をすることができたのです。

末期がん患者といえば、頭に浮かぶのは、手術の後遺症や抗がん剤の副作用に苦しみ、やつれ果てて、病院のベッドで寝たきりのまま亡くなる姿ではないでしょうか。

進行がんが見つかって余命を告げられ、標準治療を勧められた時、「自分は残りの時間をどう過ごして、どんなふうに人生を終えたいか」をよく考えたほうがいいですね。

治療によってどんな後遺症や副作用が起きるか、どういう状態で過ごすことになるかも、「○○手術　後遺症」「抗がん剤○○　副作用」などの検索で、よく調べて、後悔のない選択をしてください。

90代アルコール依存症患者の、最期まで飲み続ける宣言

北海道夕張市が財政破綻して総合病院が消えても、死亡率は変わらなかったことを、第3章でお伝えしました。内科医の森田洋之さんは、破綻後の夕張市の診療所に4年勤め、

後半の2年間は所長をされていました。

対談の仕事で何度かご一緒したことがあり、診療所時代のエピソードにはとりわけ、医療と生き方、死に方についての啓発を受けています。

森田さんは著書『うらやましい孤独死』（フォレスト出版）で、90代のアルコール中毒患者「萩原さん」の幸福な老衰死を紹介しています。

アルコール依存症で、肝臓も肺もおそらくボロボロ。それでもなんとか外来に通ってきていて、診察室ではよそいきの顔を繕っていました。しかし、訪問診療に切り替わって森田さんが自宅に足を踏み入れると、部屋には萩原さんの大好物、焼酎の瓶がずらりと並び、体はもう限界のはずなのに、朝からちびちびと酒を飲み続けていたんです。

森田さんがそれとなく注意すると、バシッと拒まれました。

「酒をやめろって？　冗談じゃない。90超えてんだから検査したら何かあるに決まってている。血なんかとらなくていい。入院もしない。じゃ、何かい？　酒やめて検査して入院したら、ピシャッと治って元気に100メートル走れるようになるのか？　できるものならやってみな。俺は酒もやめないし、どこにも行かない。最期までここにいるよ」

みんな「病院で自由を奪われてまで生きたくない」

そう言われて、森田さんが今まで頭に溜めこんできた「医学的正解」がガラガラと崩れ落ちたそうです。病院なら「何してるんですか！　今すぐ入院‼」と叱れば、患者さんは素直に入院して酒を断ってくれます。

しかし、自宅で暮らす萩原さんの正解は、好きな酒をやめないことでした。

医者なのに医学的な助言ができない「まったくの丸腰」状態で、なんの設備もない、何もできないどころか、何かすることを期待すらされていない自宅で、患者さんをただ見守り続けること。「これがとんでもなく怖かった」と記されています。

できる限りのことをやった末の限界ではない。医療の限界でもない。萩原さんの命は誰のせいにもできない限界に近づいていました。

医療行為をしないで萩原さんをただ見守ることは、医師としての森田さんと、自分で人生の最期の選択をした萩原さんとの間の、言い訳のできない「密約」。その結果は、自分自身が全身全霊で受け止めるしかないと、森田さんは腹をくくりました。

萩原さんは、自分の部屋で、酒瓶に囲まれて、最期まで楽しそうに美味しそうに酒を飲み続けて、91歳で旅立ちました。

森田さんはそうやって、診療所でも、訪問診療先でも、高齢患者さんひとりひとりの話を、じっくり聞きました。ホンネではみんな「最期まで自宅で好きに暮らしたい」「病院で自由を奪われてまで生きたくない」と望んでいたそうです。

「延命治療はしないで」。しぼんでいく母を、ただ見守った

フリーキャスター・長野智子さんは、「延命治療はしないで」という母の願いをかなえて、在宅で看取ったことを公表しています。母・敏子さんの長年の口ぐせは「倒れたら放

っておいてね」「私に何かあったとき、ぜったいに延命治療はしないで」。

２０２１年、それまで元気だった敏子さんは92歳を迎えて腰痛が悪化しました。長野さんは初めて、母の要介護認定の手続きをしました。10月の定期健診の結果は「健康」。食欲もあり、てんぷらそばをたいらげるほどでした。

が、数週間後に敏子さんは急に寝こみ、立てなくなり、食べものも水も口にしなくなってしまいます。往診医の見立ては「老衰による最終期」でした。

ゆっくり穏やかに訪れる老衰も、突然やってくる老衰もあるのです。

敏子さんの「病院は治療をする場所だから、延命処置をされてしまう。自然に逝こうとしている身体に、点滴などをして命を延ばすことは望まない」という強い意志を汲んで、長野さんは在宅で看取る決心をしました。

「地域包括支援センター」に連絡するとすぐに往診医、看護師、ヘルパーさんの在宅ケアチームが、毎日来てくれる体制がととのいました。ひとりきりの「ワンオペ介護」だったので、チームが神にみえるほどありがたかったそうです。

1カ月後、「11月25日、母が永眠しました。92歳。自宅で老衰という大往生でした」と、SNSで報告しました。

後日、「母が飲まず食わずで、植物が枯れていくようにしぼんでいく姿を見守っていました。悲しみの一方で、よくぞここまで生きて、人はどう老いて死んでいくのかを見せてくれてありがとう！　と思いました」と語っています。

死を目前にした人が、食べ物や水分を受け付けなくなっているのに無理に口に流しこむと、飲食物が誤って肺に入って、誤嚥性肺炎を招きます。

敏子さんは自然に人生をしまうことができて、私は、幸せな人生だったと思います。

介護と医療の線引きが必要

このような敏子さんの最期は恵まれたものだと思います。しかし、多くの人が敏子さんのような最期を迎えられるわけではないのが実情です。

介護崩壊はもう始まっていて、介護保険でまかなわれる国の介護サービスも立ちゆかなくなるという報道をよく聞きます。人手不足、物価高、介護報酬の改定が追いつかない、などのトリプルパンチで、２０２２年も23年も介護事業者の倒産は１２０件以上。過去最多とのことです。

また、ヘルパーの４人に１人が65歳以上という、担い手の高齢化も指摘されています。こうした厳しい状況が間違っているとは思いません。しかし、他方で、介護と医療の線引きがされていないということが、介護提供側の事情を苦しくしている一面もあるのではないかと思います。

後述するように、ヨーロッパでは70歳以上には、点滴などの医療行為を積極的にはしないのが一般的ですが、日本の場合は、食事がとれなくなったり、水分摂取が十分にできない場合は、胃ろうや点滴を行うケースが多いのです。

栄養状態がよくなれば、長生きします。高カロリーの栄養食が投与され、肥満になる要介護者もすくなくありません。当然排泄物も多くなり、排せつケアも頻回に行わなければなりません。こうした状況は、介護を重労働化させる要因になります。

『君たちはどう生きるか』という宮崎駿監督の映画が、米国アカデミー賞を受賞しました。この映画の中で、家族が囲炉裏をかこむシーンがあります。そこには、高齢の祖父が横たわっており、明らかに寝たきりといった状況です。そのおじいさんに、家族らは時々水を与える程度で、別部屋に寝かせたりすることもなく、家族の一員として扱われています。おそらくこのおじいさんは、水をのめなくなれば、眠るように死んでゆくのでしょう。

このシーンは私にとって衝撃的でした。それは、昔の日本では、ごく当たり前の風景だったからです。高齢者が死んでゆくことは、なにも特別なことではなく、生活の一部であることに気が付かせてくれます。人の一生とは何かを教えてくれる、秀逸な作品です。多くの人にみてもらいたいものです。

この映画が示すように、介護とは多くの場合、特別な事業ではないのに、そこに必ずしも必要でない医療が介入することによって、特別なイベントにしてしまっているように感じます。
介護崩壊を叫ぶ前に、本来、人は老衰で死んでゆくものであり、そこに医療の介入はできる限りしない、という線引きをすることが、必要なことだと思います。

「あとひとくち食べて」。死にゆく人には辛い言葉です

人は終末期になると体力がなくなり、臓器の働きも落ちて、栄養や水分をとりこむ力が弱っていきます。食欲もなくなってきます。それをみている家族は、「少しでも栄養を摂らせれば、「元気になってくれる」と思って、「あとひとくち食べて」と言いたくなります。しかし、そのひとくちが、本人にとっては、とても辛いのです。

話ができなくなり、食べたがらなくなり、口をあけているかどうか自分でもわからなくなっている人に、無理に食べさせるのは、本人にとって苦痛です。

認知症が進んでなにも認識できない、ほとんど反応もないなど、ほぼ「植物状態」で食

べさせられ、長生きさせられている患者さんも、気の毒のひとことです。

無理に食べさせると、水や食べたものがあやまって肺に入りこみ、「苦しい死」につながります。高齢者の肺炎の７割以上は、肺に異物が入る「誤嚥性肺炎」です。


北欧には寝たきり老人がいない、と言われます。「年老いて、自力で食べられなくなったら寿命」という考え方が根付いているからです。日本のように、介助者がスプーンで口をこじあけて流動食を流しこんだり、お腹に穴をあけてチューブで栄養を送る胃ろうを造るのは、北欧では「虐待」と見なされます。

だからスウェーデンに、寝たきりのままで生かされる老人はいません。つまり、最期までほとんど医者にかからず、一生を終えます。

これは、病気ではなく「老衰死」です。すなわち、人間という生物にとって自然におこること、ナチュラルコースということです。人は高齢になると徐々に食も細くなり、傾眠傾向になるのが一般的です。それでも、最期の日までおしゃべりができたり、自分の口で食べられることも多いのです。呼吸が次第にゆっくりになり、心音も小さくなって、眠るようになくなります。

このような老衰死が多いスウェーデンは、日本のような過剰医療が介護に置き換わっている国とは対岸にあります。ところが、スウェーデンと日本と平均寿命はほとんど差がないのです。

また、ドイツ人の老後の事例集には、「ここの老人たちは高齢ですから、たいていは老衰で自然に亡くなります」という、公立の老人ホーム園長のコメントが載っていました。「私たちは、最後まで面倒をみることを目標にしています。緊急の症状も予想はしていますが、ただ延命だけを目的とした治療や処置は行いません」

もしも強いマヒ症状がおこって、食事をのみこむことができなくなったら？　見守っていてさえあげていれば、まもなく亡くなります。

「年老いて、自力で食べられなくなったら寿命」（日本でいう「尊厳死」）と言う考え方が、日本にも根付くといいと思います。

本人が食べられる量、飲める量に任せる

日本の病院や老人ホームでも、食事介助についての意識は変わりつつあります。

北海道の「認知症疾患医療センター」は、アルツハイマー病と老衰で静かに亡くなった98歳の女性の、詳しい経緯を公開しています。

死の4カ月前、あまり食べなくなってきたので、センター側が唯一の身内である甥に「延命を望みますか？」とヒアリングすると、「いつまでも生きていてほしいけど、叔母は延命されることを望まない人なのであきらめます」。

そこで本人が食べられる量、飲める量に任せていたら、死の1カ月前から食事は数口になり、2週間前にはお茶だけになりました。

死の4日前には「食事はいりません。温かいお茶が飲みたい」。

2日前には「ごめんね、お茶は欲しくないのよ」。

前日に「してほしいことありますか？」と聞くと「ありがとう。そばにいてください

ね」。うめき声をあげて、少し苦しそうでした。

当日、「甥っ子さんがもうすぐ来ますよ」と伝えると、うっすら眼をあけて「あ〜、そうかい」。その8時間後、安らかに亡くなったと記録されています。

日本では自宅、病院、施設を問わず、自分で食べられなくなった高齢者への食事の介助は、身内やヘルパーの大変な負担です。「食べられなくなったら寿命」という、人としてごく自然なことが当たり前に受け入れられる社会にもどってほしいものです。

死にゆく人への点滴は手足がむくみ、腹水や胸水がたまる

点滴治療は難しい問題です。

自然に任せたいと思っていても、本人がなにも口にしなくなり、眠っている時間が増えると、身内は「なにもしてあげられない」ことに耐えられなくなります。

「せめて点滴で水分と栄養補給を」と思い、医師も「患者のためになにかしなければなら

ない」と思い、点滴を始めることが多いです。また、家族も安心して喜んでくれます。しかし、この点滴治療は、人生のエンディングに向かっている人に必要なのでしょうか。私は、宮崎監督が『君たちはどう生きるか』で描いたように、いちばん安らかな臨終は「枯れるように逝く」ことなのだと思います。

一般的な点滴「５％ブドウ糖液」の成分は水とブドウ糖。カロリーも１０００ミリリットルで２００キロカロリーにすぎません。

終末期には臓器も細胞も弱っているので水分もうまく取りこめず、血液中の水分が血管の外に出やすくなります。

こうした状態で点滴を続けると、体内が「水浸し」状態になってしまいます。痰の量が増え手足がむくみ、腹水や胸水がたまることもあります。

肺にも水がたまって、溺れるような苦しさになることもあります。また、腸閉塞ぎみのところに水がたまると、それを吸い出すために長い管を鼻から腸まで挿しこむことになります。

このように医療が手をだすことによって、患者を苦しめることになってしまいます。

手遅れのがんは時に、人生の残りを安楽にする

作家・小池真理子さんは、数年前に肺がんで亡くなった同業の夫のことを、エッセイなどで公表されています。

夫は15歳から亡くなる数年前までハイライトを「煙突のごとく」吹かし続け、病院が大嫌い。「検査も治療もいやだ。発見された時はすでに手遅れ、という病気で死にたい」という望み通り、69歳で肺がんが末期で見つかりました。

小池さんは夫の考え方を真っ向から否定し、よく「病院に行ってよ」「行かない」でケンカになって、そこから死生観の違いについての激論が続いたそうです。

「末期の肺がんと告げられた時、夫は絶望し、混乱しながらもどこか、ほっとしていたことを私は知っている。おおむね理想通りの最期になる、と思ったに違いないのである」

と、小池さんは記しています。

そして、逝去から数年たった今になってようやく、「彼は正しかったのかもしれない。彼のような考え方は、時に、人生の残り時間を安楽なものにしてくれることがある」と思い至ったと告白しています。

夫の生前に反発していたのは、医療に対する考えかたについて「たぶん、私の中にも彼と似たようなものがあるからだ。だからいやだったのだ、ということに、最近気づいた」と結ばれています。

私もこの記事を読んで、とても感銘を受けました。わざわざ病院に行って、お金をかけて検査して、見たくないもの、見つかっても仕方ないものを、わざわざ見つける必要性はないと思います。

「知らぬが仏」という言葉もあるように、もしもがんを早く見つけても、寿命が延びるというエビデンスは今のところないのですから、見つけない方が楽しく生きていけると、私自身は思うのです。

◎「病気が見つからないうちは、わざわざ見つけない」幸せ

次の第5章でも述べますが、私の父と兄は、二人ともがんで、60代の半ばで亡くなりました。

二人とも医師で、がんが見つかった時にはかなり、ステージが進んでいました。父の時は40年以上も前のことですから、がん告知はタブーで、病院も家族も本人に伝えませんでした。

父は当然、自分の病気ががんで、死が近いことがわかっていたのではないかと思います。そうであったとしても、同じ医者である息子とさえ、自分の病気についての話ができなかったのです。抗がん剤治療も、効かないことを知りながら受けて、いつもつらそうで、何カ月も入院していました。

当時13歳だった私も話ができないまま、こん睡状態に陥って亡くなりました。それは今

も非常に心残りです。

兄は父と同じがんが完璧に末期で見つかって、私が会った時には緩和病棟に入っていました。治療を勧めてみましたが「自分がイヤなことはやりたくない」と言って、3カ月ぐらいで、逝きました。

モルヒネのおかげで痛みも苦しみもなく、穏やかな終末だったのはよかったと、私は思っています。

早期発見、早期治療をしても寿命は延びない、というのが現在の最も信頼性のおける治験結果です。そうであるなら、「見つからない時間は見つからないでいいよ」という考え方もあって良いのではないかと思います。

「体調が悪くなって病院に行って、それで見つかったものは見つかったもの、特にがんであれば既に手遅れ」くらいが良いのではないかと、私は思います。

日本とイタリアのデータが語る、70歳が医療の分かれ目

同じ高齢者でも、健康状態に関しては個人差があります。元気な人もいるし、そうでない人もいます。

こうした個人差がある中で医療の分かれ目は年齢で区切るのが、いちばん公平だと思っています。年齢以外の要素で分けようとすると、判断基準が煩雑になる可能性が高いからです。医師によって「健康」の線引きが違うのでかえって不公平になって、医療現場が混乱するからです。

たとえば「寿命を延ばす」という証拠が出ていない、がんや生活習慣病の治療。自力で食べられなくなった時、呼吸できなくなった時の延命治療に関しては、原則70歳からは「治療しない」という選択肢があって良いのではないでしょうか。

新型コロナのため日本で２０２２年春までに亡くなったかたの年齢別人数を見ると、次

新型コロナによる日本人の年代別累計死亡者数（〜2022.5.9）

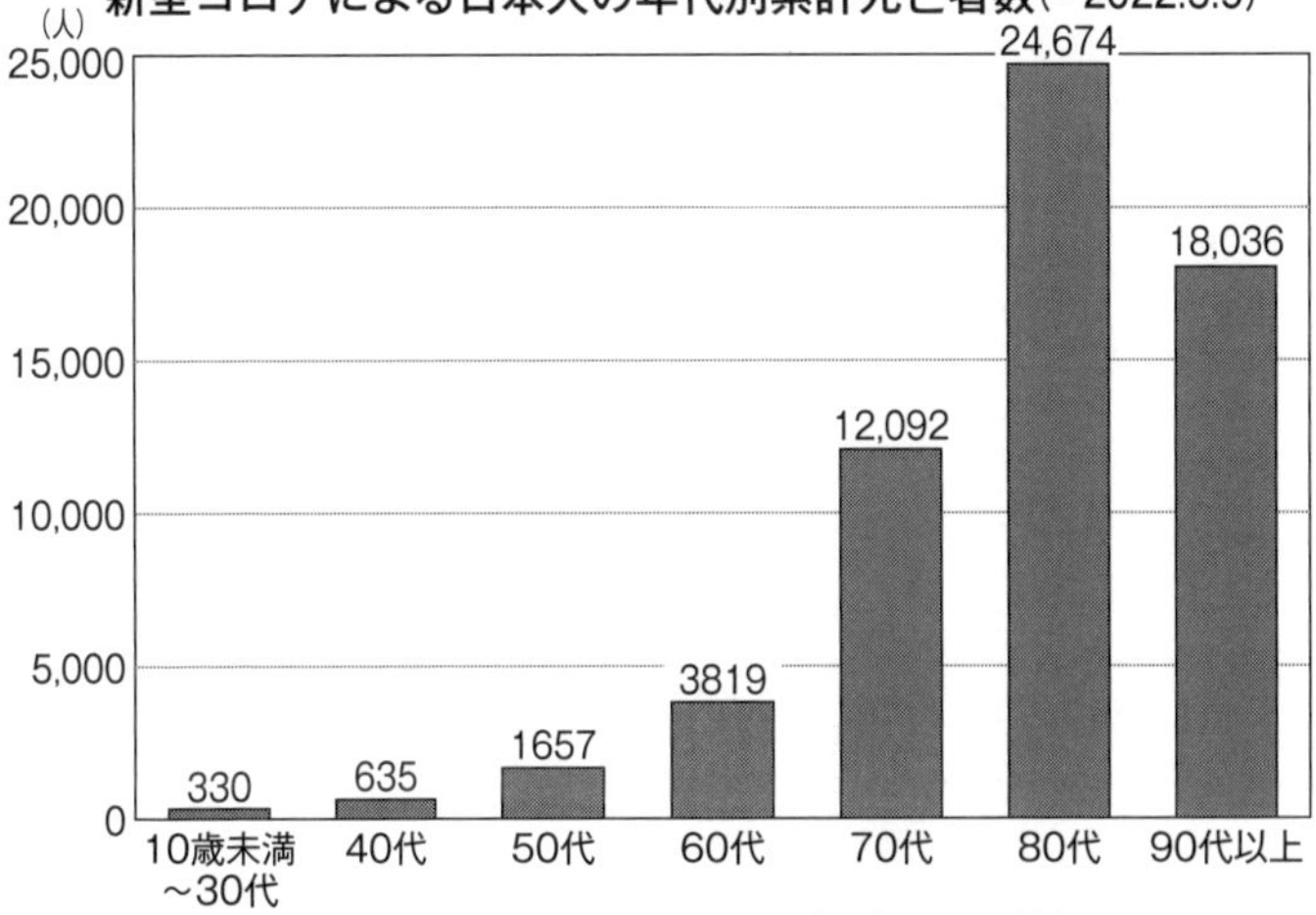

出所：「データからわかる新型コロナウイルス感染症情報」（厚労省発表。2022.5.9時点）

の図のように高齢者が突出していて、70代以上が9割弱を占めています。

イタリアでは2020年3月、感染者がふえ、重症化しやすい高齢重症患者が増えて、医療崩壊が起きました。

「どうすることもできない。若く、助かる見込みの高い患者を優先して治療しなければなりません」「一部の病院で、70歳以上の患者さんには大量のモルヒネを投与して安らかに逝っていただく措置を取っています」などの、医療関係者の切実な証言が、世界に報じられました。

人工呼吸器が不足したのも一因ですが、これらのトリアージ（治療順位の選別）に関して、患者、家族に説明するのが、医師の役割で、医師に過剰な負担がかかったのが、医療崩壊の原因です。世界のどんな地域でも、コロナで重症化しやすいのは高齢者でした。イタリアでもコロナ死者は、70歳以上が約9割を占めました。

「日本もイタリアも、コロナ死者は70歳以上が9割」という事実は、医療の限界を知る上で大きな参考になります。言い換えれば「70歳を過ぎると、治療しても命を救えない確率が一気に高まる」というのが、コロナ感染の特徴でした。

80歳を超えると集中治療室に入れない理由

スウェーデンでは平時から原則80歳以上をＩＣＵに入れないという決まりがあるそうです。イタリアでも、コロナ時では、実質的、スウェーデンがとっていた政策に従わざるを得ない状況になったようです。

その第一の理由は、人工呼吸器を使うことによる延命効果のエビデンスが得られていないということが主たる理由です。また、人工呼吸器をつなぐために必要な医療行為である気管内挿管が、高齢になるほど大きな負担になるという理由もあります。

どんな国でも若い世代をＩＣＵに入れる状況で、80歳以上の高齢者は通常も、麻酔によって眠らせることで対応しています。

しかし、コロナ禍が爆発的に広がった時のような状況では、麻酔医や麻酔薬の確保さえ追いつかなくなると予想されました。

その場合は、モルヒネのような医療用麻薬で意識レベルを落として、呼吸苦などをやわらげることになります。麻薬を大量に投与すると呼吸も弱くなるので、患者は深く眠ったまま、死に至る結果になることも多くなります。

第二の理由は、「治療で延命できる可能性が低くなる」ことです。

コロナの場合、２０２０年のイギリスの報告では、重症になって治療を受けた患者の死亡率が16～39歳で17・６％。40～49歳で24・２％。50～59歳で38・１％。60～69歳で52・

1％。70～79歳で64・1％、80歳以上で60・8％。

40代までの死亡率は2割前後、70歳を超えると6割に上がっていました（ICNARC, 2020）。

一般論としても、高齢になるほどICUでの治療で救命できる率は下がります。ICUに入ることで高齢者の寿命は延びるのか。これは研究によって結果に差があって、はっきりした効果は不明です。

ECMO（エクモ。体外式膜型人工肺）を利用することで死亡リスクが約24％減る、という報告がありますが（Mendes et al., 2019）、この研究は患者の平均年齢が50歳ぐらいで、高齢者の場合は不明です。言い換えれば、高齢者にECMOを使っても、QOLを上げないことは明白だったから使っていないということだと思います。

第三に、ICUに入っていったん助かっても、退院して間もなく亡くなったり、生活機能が落ちるリスクが、高齢になるほど高いこと。免疫力の低下や持病の悪化のために、死期を早めやすいのです。

スウェーデンの、医療崩壊の防ぎ方

一方、イギリスやスウェーデンでは、流行当初コロナによる重症者が日本とケタ違いに多かったのですがＩＣＵ（集中治療室）は持ちこたえて、医療崩壊が起きませんでした。感染爆発に備えたルールを作っていたからです。

ＩＣＵや、人工呼吸器の数は限られています。もし、重症化した高齢者をすべて呼吸器につないだらどうなるでしょうか。現役の若い世代が、コロナだけでなく大事故や移植手術なども含めて命が危なくなった時に、手が打てません。それが医療崩壊です。

医療崩壊を防ぐための、スウェーデンの事前ルールは概ね以下のようなものでした。

コロナのような感染爆発の場合、まず、65歳以上の高齢者には外出をできる限りひかえてもらって「隔離状態」に置き、感染から守ります。

そして「非高齢者」の方の活動の制限は、最小限にとどめる。感染リスクの高い、飲食店などのサービス業の営業や利用の自粛だけを行います。

つまり、経済を回すことも念頭に置いて「高齢ではない世代については、感染をある程度受け入れる」ということです。

スウェーデンの高齢者が重症化した場合は？　イタリアと同じく延命治療は行いません。麻酔やモルヒネによる、苦痛をやわらげる緩和ケアで対処します。

では、75歳以上の後期高齢者に、コロナ感染が疑われる症状が起きた場合は？　①自宅待機、②搬送する場合はホテルかそれに準じる宿泊施設、または病院の一般病棟が搬送先になります。症状が深刻でも、救急病棟やＩＣＵに行くことはありません。

ウイルスや病原菌がこの世からなくならない以上、突然の感染急増はこれからも起こり得ます。「ある人を助けるために、別の人を犠牲にすることは許されるか」。これは、トロッコ問題と呼ばれる倫理学的な問いかけで、避けられるなら避けたい難問です。

しかし、現実に直面する可能性が大きいのです。日本でも、訴訟の問題もあることから国会で議論し、社会政策として事前ルールを作っておく必要があります。

志村けんさんも装着した人工肺ECMOの実力

日本の集中治療のことも知っておく必要があります。

イタリアが医療崩壊した時期に日本の集中治療医学会が発表した、国内の人工呼吸器の推定保有台数はおおよそ4万5000台。ECMOは2200台でした。

ECMOは肺がひどく傷み、通常の治療では救命できない患者の肺機能を、一時的に代替する生命維持装置。同年3月30日時点で、コロナ患者40人がECMOによる治療を受けて、19人が一命を取りとめました。

一方、タレントの志村けんさん（享年70）など6人は回復がかないませんでした。

ECMOは静脈血を体外に取り出し、酸素を供給して再び体に戻す装置なので、臓器障害などの合併症がよく起こります。

合併症の予防と対処には高度なスキルが必要で、専門の医師、看護師、臨床工学技士など7人程度が医療チームを組んで、1人の患者の治療に当たります。従って、人件費も含めた医療費は巨額になります。

コロナに感染して重症化し、ＥＣＭＯを装着した患者の医療費は、厚労省の特例措置によって全額公費でまかなわれました。3カ月で2000万円というケースもありました。

歌舞伎役者の18代目・中村勘三郎さんは10年前、食道がん手術の合併症による誤嚥性肺炎が悪化しました。3カ月に及んだＥＣＭＯでの治療もかなわず、57歳の若さで亡くなりました。同じ50代でも、コロナ患者の中には189日間、6カ月以上もＥＣＭＯを装着して回復した人もいます。高齢者はＱＯＬを考え、どこまで公費で使用するのか、法的議論が早急になされるべきだと思います。

鎮静と安楽死。苦痛に耐えながらどこまで生きるか

苦しみのない、穏やかな最期を迎えたい。それは、すべての人の願いだと思います。一日中、痛みや呼吸苦に耐えながら命が続くだけの日々は残酷です。

ここから、がんの終末期の「鎮静（セデーション）」、そして世界の10カ国以上で認められている「安楽死する権利」について、考えてみます。

がんの末期に、がん患者さんにつらい痛みや呼吸困難、せん妄（急に脳機能が低下して、幻覚を見たり、場所や時間がわからなくなる、大声を出すなどの症状が出る）が生じることが、よくあります。

鎮静は、脳に働いて興奮や不安を鎮めたり、眠りを誘う鎮静薬を使って、患者をうとうとと眠り続ける状態に導くことです。鎮静には、モルヒネなどの医療用麻薬は使いません。モルヒネは、痛みや呼吸困難などの症状緩和のために使う薬です。鎮静に使われるのは「ドルミカム」「サイレース」などの鎮静薬です。鎮静によって苦痛からは解放されますが、続けると、眠ったまま亡くなることになります。

鎮静と安楽死（積極的安楽死）は別で、安楽死とは「終末期に苦痛を訴える患者に、死に至る薬物を投与すること」で、日本では違法です。

ただ「薬を投与したあと患者が命を終える」という点で、両者はよく似ています。

安楽死が認められている国は、スイス、アメリカの一部の州、オランダ、ベルギー、ルクセンブルク、カナダ、イタリア、オーストラリア、スペイン、ニュージーランドなど、10カ国を超えています。

スイスのルールは「患者が治療の難しい病気で、余命6カ月以内であることが2人の専門医によって確認され、署名されること」「患者に判断能力があること」「患者は自ら薬を服用しなければならない」など。それぞれの国や地域が、同様の厳格なルールのもとで運用しています。

すべての国や地域の安楽死に共通する、もっとも重要な点は「本人の自己決定」です。

それがあなたの願いならば、バルブを開けてよいです

2024年3月に放送されたTBSの『報道特集』は、難病のパーキンソン患者、迎田良子さん（64）がスイスで安楽死を遂げるまでをルポして、大きな反響を呼びました。パーキンソン病は手足が震え、徐々に体が動かなくなる難病です。ただ、それ自体で死に至る病ではありません。

迎田さんは「膝が曲がって前かがみになっていて歩くのが大変」「両親を看取り、一人で生活するのが難しくなってきた」「つらくて身体の痛みが続いて、だんだん動けなくなってくるので、安楽死ができなかったら、首を吊って死んだかもしれない」「日本でもいつか、安楽死が合法化されることを願っています」と語り、海外での安楽死をかなえてくれる団体を自ら探して、連絡を取りました。

スイスのジュネーブに渡航し、安楽死団体の専門医による意思の最終確認のあと「（致死量の薬物を点滴する装置の）バルブをはずしたら何が起きるかわかりますか」「私は死にます」「それがあなたの最後の願いならば、バルブを開けてよいです」「イエス、OK。ありがとう」とやりとりして、自らバルブをあけました。

遺骨は本人の希望通り、レマン湖に散骨されました。

番組の感想を見ると、「スイスまで行ける経済力、手続きを進められる語学力もある恵まれた人にしか安楽死は選択できないのか」

「安楽死が、日本でも選択可能な制度になってほしい」

「生きたいと思える人は生きる選択を。そうでないのに生かされるのは生き地獄」

「穏やかに亡くなる選択が10カ国以上で認められている。日本でも認めてほしい」

「安楽死を安直に選択することを危ぶむ意見があるが、スイスのように、条件を専門医が判断したり、ビデオで記録して司法で判断できるようにすることでクリアできる」「人間としての尊厳を大切にしたい」と、安楽死に肯定的な意見が目立ちました。

高齢者には安楽死ではなく、尊厳死を

安楽死と混同されがちな概念として尊厳死があります。安楽死とは、何らかの理由で回

復の見込みがなくなった際に、意図的に死をもたらすことを意味します。尊厳死とは、人間としての尊厳を保ったまま、自然に任せて死に至るという意味です。

私は、高齢者には「安楽死」という概念はあまり必要ないと思います。というのも、医療のお節介さえなければ、枯れるようになくなるのが通常です。不必要な医療の介入をしないというのは、「尊厳死」という概念です。

自然な状態で人生の最後を迎えるというのは、生物学的に自然のことです。ところが、現在の日本においては、安楽死・尊厳死は合法化されていないのです。

「もし、患者本人が真摯に死を望んでいたとしても、患者の要望に基づいて殺害し、または自ら命を絶つのを援助する行為は、自殺関与・同意殺人罪（刑法２０２条）に該当する」ということになります。

安楽死については、私自身、受け入れられるかよくわからず、まだ議論が必要だと思いますが、尊厳死を認めないこと自体、おかしいと思います。高齢者が寿命で枯れてゆくという、生物として自然な死を迎えられないのは、それこそ人として生きる尊厳を真っ向から否定する、きわめておかしな状況だと思います。

91歳で亡くなった民法の第一人者である花見忠氏がよく言っていた言葉に、「日本は法治国家でなく法匪国家だ」があります。法匪とは、

《法匪は悪者の意》法律の文理解釈に固執し、民衆をかえりみない者をののしっていう語【出典：デジタル大辞泉（小学館）】。

世界をリードする超高齢国家の日本で、今まで日本を支えてきた人たちの幸せな生き方を、医学だけでなく、国全体が議論する時期にあると思います。

◆第5章◆

年を取ってどう生きるか、死を迎えるか

田北真樹子＆木村盛世

田北真樹子（たきた・まきこ）

1970年大分県生まれ。月刊『正論』編集長。シアトル大学卒業後、1996年産経新聞入社。2009年、ニューデリー支局長就任。2013年以降は、「歴史戦」取材班などで慰安婦問題などを取材してきた。2015年に政治部に戻り、首相官邸キャップを経て、2019年より現職。

◎末期がんで余命3カ月と言われた兄の選択

木村　直木賞作家の小池真理子さんが、日経新聞に最近、書いていらしたんです。

ご主人も作家で、肺がんが末期で見つかり、数年前に69歳で亡くなられたと。

彼は、医者も検査も大っ嫌い。「病院に行けばいらぬ検査をされ、なにかが見つかり、つらい治療や手術をされるからいやだ。おれは見つかった時にはもう助からない病気で、死にたい」と言い続けて、望みをかなえたわけです。

そして小池さん自身も、今は夫と同じように考えているという内容でした。

田北　小池さんに共感できますね。

木村　私の父も、年が17離れた兄も、肝内胆管がんで60代後半に亡くなっています。父は私が13の時に、兄は数年前に。

二人とも医師で、兄は毎年、完璧な人間ドックを受けていました。

でも結局、見つからないものは見つからないわけです。やせ細ってきても仕事をしていて、周りから勧められて検査したら「末期がんで余命3カ月」と言われたんです。

私が病院で会った時は、もう緩和ケア病棟にいました。

私は「お兄さん、がん専門病院とかで治療をしたらどうなの？」って言ってみたのですが、兄は「自分がイヤなことはやりたくない。このまま緩和病棟でいいよ」と言いました。モルヒネを使って、腹水がたまりつつ身辺整理をして、3カ月ぐらいで逝きました。

がんを告知しないと、本音で話せない

木村　一方、父親は胃がんからの転移らしいとわかっていたけれど、1978年当時、がんは絶対のタブーで、告知というものをしなかったんです。でも父は医者ですから、当然わかっていました。

ちょうど兄が慶應大学の医学部を出て研修医をやっていた時で、教授選に巻きこま

れていました。当時、父は国際会議の副議長を務めたりして影響力、財力があり、息子の将来のために、慶應病院の特別室に入院したんです。

両方の教授候補や関係者が代わるがわる、しょっちゅう病室に来て、「ご子息をぜひうちの方へ」と頼みこまれていました。抗がん剤治療も、効かないことを知りながら、父は黙って受けていました。

そういう政治的な空気の中で、家族と病気のことも話せず、父が唯一、兄に聞いたのは「固形腫瘍に、抗がん剤は今どれぐらい効くんだ」。でも兄は「お父さん、なに言ってるんだ。抗がん剤なんて関係ないだろう」と、話をそらしたそうです。

家族に「お父さんは幸せだったよ」みたいなことも伝えられないまま、私もほとんど話ができないまま、最後に病室に呼ばれた時には、父は昏睡状態。意識がなくなる前に、ちゃんと話をしたかった。今も思いだすたび胸が苦しくなります。

それで、私のYouTubeの動画で「自分に末期がんが見つかったら、兄の死に方でいいんじゃないかと思っている」とお話ししたんです。人にどう受け入れられるかはわかりませんが。

田北　本音ではそう思っている人は少なくないのでは。私の友人たちも年を重ねるにつれ、木村先生のお父さんのような状況になったら、「私もつらい治療は受けたくない」と話すようになっています。

ただ「自分の身内に同じことが起きた時に、体にメスを入れるような治療はせずに、がんを受け入れて余生を過ごすべきだ、と割り切れるのか」と、みんな思っているようです。

前日までゴルフと麻雀をして、動脈破裂でポックリ

田北　うちの父は生前、「延命処置は絶対するな」と言っていましたが、延命するも何も、ある日突然、動脈破裂でポックリ逝ったんです。直前の土曜も日曜もゴルフをやって、日曜は麻雀もやったんじゃないのかな。

木村　それ、すごくいいじゃないですか！

田北　そうなんです。父は最期まで、人生をすごくエンジョイしていました。

ただ逝く前の2、3週間ぐらいは、背中にずっと痛みを抱えていたようです。以前、胆石除去の手術をした際、とても痛かったことから、二度と胸を開くことをしたくないと言っていたようなんです。ところが、いよいよ耐え難い痛みになったので、ついに月曜日に行きつけの医院を予約したんです。

最近、兄に聞いた話では、父は当日の午前中は自分が経営していた会社の社員に説教していたらしく、病院に到着するのが少し遅れて、お昼にかかりつけ医に診てもらったら、「これは日赤で検査した方がいい。しばらく待合室でお待ちください」。それでソファに座って、待っていたところ、グアーってイビキをかいたと思ったら、動脈瘤が破裂していたわけです。

木村　それはいい最期じゃないですか。

田北　あっという間だったんでしょうね。うちの母と兄が呼ばれて、父が救急車に乗せられる時に一緒に乗ったら、そこで「ご臨終です」。母も兄も「なにが起きたの？」って呆然ですよね。

その時、私は産経新聞の政治部記者で、たまたま本社にいたんですが、兄から「じいさんが死んだ！」って電話がかかってきたから「どこのじいさん？」「オレたちの父親や」「えっ、殺されたの？」。

それぐらい父はピンピンしていたんです。

木村 まさにピンピンコロリ。

田北 しかも救急車の中でしょう。だれにも迷惑かけなかった。すごいですよね。そこからが大変でしたけどね。生きてる痕跡が、そこでプッツと途絶えたわけですから。銀行口座がいくつあるかもわからないし。生命保険はすべて掛け捨てのがん保険などに変えていたことから、母が受け取る死亡保険金もありませんでした。本人も、希望していたとはいえ、本当にこういう形で死んでしまうとは想像していなかったでしょうからね。

長く生きて苦しい人を、たくさん見かける

木村 お父様は、おいくつで亡くなられたんですか？

田北　75でした。豪快な九州男児で、高校を卒業して、自衛隊に入って北海道に少しいたようです。この時の話はまったく聞いていないのでわかりませんが。私が生まれる前に会社を立ち上げて、社長をずっとやっていました。友達も多かった。俳優の若林豪みたいな、けっこう格好いい人でしたよ。

ピンピンコロリは本人の本望で、家族は「本当にあの人らしい生き方したなあ」って思っているし、周りからはうらやましがられていますね。

木村　いいですねえ。私ね、「がん放置療法」の近藤誠先生が心不全で亡くなった時も、「いい最期だなあ」って思ったんです。だって、出勤途中の電車で気分が悪くなって、タクシーに乗り換えてそのままですから。

そういう逝き方を望んでいる人が、少ないとは思えないんです。

田北　ポックリ死を望んでいる人は、多いですよね。

何人もの人から「うちの父もピンピンコロリだったから、母もそれを願ってる」って言われたし、私自身も父親が存命の時にそういう話を聞いて、「ポックリ逝ければいいねえ」って父と話していました。

寿命が延びたために、「長く生きて苦しい」人の話をたまに聞きます。高齢化社会の話になると、寿命の長さのことばかり言って、クオリティの改善のことを言わないですよね。

40歳の死と90歳の死を、同列には扱えない

木村 クオリティ・オブ・ライフ（生活の質）を社会的に見た時に、あるいはひとりの人間の生死の問題として見た時に、40代の人が自殺するのと、90の人が老衰で亡くなるのを同列には扱えない、という問題もあります。

田北 残りの人生の長さを考えたら、40代の死の方が惜しまれます。なかなか口に出して言えませんが。

木村 90歳で亡くなったら、ご愁傷様でもなんでもなくて「よくがんばりました!」。

田北 大往生ですよ。最近は長い闘病の末に亡くなった方の葬儀の時には、「痛みや苦しみから解き放たれましたね、ゆっくりしてください」と声をかけるようにしていま

す。

木村　ところが、新型コロナでまた時代が逆行して、人ひとりの死が、すべてとんでもなく非日常的なできごとになってしまっています。

欧米の政策には「40歳の死と90歳の死を同等と考えるのはおかしい。命を同列に扱えないのは、社会として当然のこと」という概念が、必ず入っています。

ところが日本では、「一人一人の命がそれぞれ尊い」ですから。「人ひとりの命は地球より重い」なんて言ってたら、地球はつぶれますよ。

税金を使って、誰もハッピーにならない医療を押し売り

田北　私はインド駐在の時代に南アジア各地に行きましたが、「命が安い！」と思いましたね。あれだけ人がいて、病気もあって、十分な医療も受けられずに死ぬのがそんなに珍しいことではないですからね。

木村　バングラデシュなんて、もっとすごいでしょう。

田北　バングラ事情はあまり詳しくないのですが、とにかく人口が多いので、一人一人の命の値段が安いという印象です。南アジアを回って、逆に「日本人は命が高すぎるのでは」、と感じました。

ただ、インドでもカーストが上の金持ちは、命が高い。ニューヨークとかに行って、最先端の医療の恩恵にあずかっています。インドの医者たちも、欧米で研修した人が戻ってきて、インドのトップクラスの病院で執刀するというケースが多いという話を以前聞いたことがあります。

その一方で、日々、汚い水を飲んで下痢なんかで死んでいく人たちが大勢いるわけです。

木村　私は日本でも、金持ちが医療にいくらお金を使おうが、いいと思うんです。

要は「ここまで税金をかけて、誰もハッピーにならない医療の押し売りをするんじゃないよ」と思っているわけです。

田北　ちょっと具合が悪いとみんなすぐ病院に行くって、木村先生、いつも言ってらっしゃるじゃないですか。

木村　私にはありえないですね。

田北　実を言うと私も、すぐ病院に行くひとりになってしまっているんですが、少なくとも風邪では行かないようにしています。ただ、早く治したいという思いが病院に足を向かわせますね。

インフルエンザは寝ていれば治る。なぜ病院へ？

木村　インフルエンザでも、私は病院に行ったことはありません。10年前にかかった時は、ひとりでうちにいたので、娘と電話で「たぶんインフルエンザだわ。体が痛いし」「誰か来てくれる人はいないの？」「大丈夫。ポカリスエットがあるから」って話をしたんです。

ふしぶしが痛いからトイレにはスライム状態で這って行って、戻ってくると脱水しないようにポカリを飲む。それでも、３日も寝ていれば治るわけです。

そんなつらい時に、病原体がウヨウヨしている病院になぜ行かなきゃいけないのでしょうか?

田北　確かに。つらい状態を早く終わらせたいんですよ。

木村　うちは代々、クリニック開業医をやっていたから「医者に行く」なんてこと、なかったんです。父は内科医として大学医局に残り、終戦後は開業医になって、内科も外科も産婦人科も全部やっていました。私と弟を取り上げたのも父です。

そして父は、子どもたちを絶対に自分のクリニックに入れなかった。「なにがいるかわからない、きたない場所だから、来るんじゃない」って。

その教えを叩きこまれたので、私は今も「病院はきたないところ。体が弱っている時に行ったりしたら、大変なことになる」、と思っています。

「弁慶の泣きどころ」をカキーンと打ったら30センチ裂けた

木村　救急車にも、患者としては一生乗らないつもりでした。でも去年、人生で初めて救急車を呼んだんです。うちの外階段で足を踏み外して、向こうずねをカキーンと打って、そこが切れたらバーッと裂けてしまって。

田北　あららら。

木村　止血はしたんですよ、自分で。仕事仲間に手伝ってもらって、伸縮する弾性包帯をきっちり巻いて。針を出して傷口を自分で縫うことも考えましたが、それはさすがに無理だと思って、救急車を呼んでもらいました。

やって来た救急隊に「傷を見せてくれ」って言われたけど「やめて下さい！　私は医者で、完璧に止血してあるから、あけたら傷口が開きます」って言い張ったら、その場では見せずにすみました。

近所の外科病院に搬送されてから包帯を取ったら、傷口を見た救急隊員がみんな「ひぇーーー」って叫びましたよ。

田北　そのぐらいすごい傷だったんですね。

木村　すごかった。肉がないところだから、皮膚が切れるとそのままピーーーーって、裂けるんです。30センチ以上、スイカ割りみたいな、ひび割れ状態ですよ。

田北　打っただけで、そんなことになっちゃうんですか？

木村 その階段が、大理石とレンガのミックスで滑りやすくてね。ひざ下のゴリゴリした「弁慶の泣きどころ」をカキーンと打って、そのままガガーッと落ちちゃった。

田北 あ、膝を曲げたままガガって落ちたんですね。先生と全く同じ体験を、ロシアで私もやりました。ロシアは階段の一段一段が並行じゃないから、なんとなく目が回って、階段を踏み外してダダダと落ちてしまったんですが、スネを擦るのはすっごく痛い。

木村 そこで迷ったけれど、全く動けないから、「人生でおそらくこれが最後の救急車」と思って呼んだんです。

そういう大ケガでもしなきゃ、救急車なんてちょくちょく乗るものでもないし、病院のニーズも私にはそうはないと思っているから。

田北 治療はいかがでしたか？

木村 その外科医院でまず思ったのは、医師も高齢化しているなあと。

おじいちゃん先生ばっかりなので「目がかすんでるのに抜糸なんてできるの？」と思っていたら、ひとり若い外科医がいて、縫合や抜糸は彼がやることになっていました。

役割分担ができているんですよね。

◎アメリカの大学病院は「患者は実験材料」と明示

田北　いま病院が、かなり忙しいわけでしょう。たまに大学病院に行くと、もうすごい人ですよ。

木村　大学病院の受付フロアの光景、私も見たことがあるけど、待ってるだけで死ぬんじゃないかと思いました。

田北　あまりにも人が多くて。

木村　そこで何時間もベンチみたいな椅子に座らされて、みんな腰が悪くなりますよね。それで「３分診療」でしょう。なんで、わざわざ体を壊しに病院に行くのか。

大学病院というのは本来、救急病院である必要があったり、難病で「あそこでしか治療できない」という、若い人たちの手術なんかをやるべきところなんです。

アメリカの大学病院は、「治療費は安いです。ただし、あなたたち患者はみんな、レジデント（研修医）の実験材料にされます」ということを明示していますよ。

田北 へえ、知らなかった。

木村 それはいいことですよ。日本の大学病院って、「命に別状ない人がなんでこんなに来てるの？」と思いますよ。

抗生剤を使いまくってきたせいで、命が危ない時に効かない

田北 お前が言うなと言われそうですが、日本人にとって「ちょっと具合悪ければ病院に行く」というのが、「お腹がすいたらものを食べる」のと同じみたいになっています。

木村 「医療と水はただ同然」という感覚なんですよね。

田北 そう。過保護になりすぎてしまった。だから、木村先生みたいに「こんなの、病院に行くことないわよ」って言う人がい

ると今は、「ええっ。ご飯を食べるなって言うの？」みたいな反応になる。

木村　この前、大阪のテレビ番組で「日本は抗生剤（抗菌薬）が効かない耐性菌が、ものすごく多い。抗生剤を出しまくってきたせいで」という話をしたんです。

厚労省の外郭団体の調査でわかったのは「日本人の６割が、抗生剤がウイルスにも効くと思いこんでいる」ということ。「風邪が治らなくて」「それは、のどが痛いのに抗生剤をもらわなかったせいよ」みたいなカン違いが浸透しているんです。

病院側も、手術でも肺炎でもいつまでも抗生剤を処方するし、いまだに、風邪に抗生剤を出す医師もいます。

それで、抗生剤にビクともしない耐性菌が増え続けています。ブロードという、ほとんどの菌種をカバーするタイプの高価な抗生剤が、本当に命が危ない時に効かない。それで命を落とす日本人が年間８０００人もいるんです。

司会の東野幸治さんが「じゃあ、どうしたらいいんでしょう」って質問したので、「ちょっと熱が出たぐらいで病院に行かないこと」って言ったら「ええええっ」って、「あなたは医者じゃない、人間じゃない」みたいなリアクションでしたよ（笑）。

都内はクリニックが、雨後のタケノコ状態

田北 まさにそうなんです。子どもの時はそんなに病院に行ってたわけじゃないのに、年を取るにつれて、変な話、病院が身近になってきたんですよ。病院もどんどん増えて、都内に住んでいると、特に耳鼻科とか歯医者のクリニックが雨後のタケノコのように日々できますよね。

木村 わが家の近くの明治通りにも、新しい歯医者がこの間できたと思ったら、その向かいにもできましたよ。

田北 そんなにできてもやっていけるということなんでしょうね。

木村 明治通り沿いはけっこうな家賃ですが、それでも儲かるわけです。娘が最近、わが家に泊まっていた時に「歯の詰め物が取れた」と言うので、近所をさがしたんです。そうしたら、歯医者が10メートル圏内に5軒もあって、しかも全部予約でいっぱい。

田北　今、歯医者は治療だけでなく、歯並びの矯正やホワイトニングも盛んですから。

木村　あと、近くにビルが建ったと思ったら、中は全部、いろいろな診療科のクリニック。これも最近多いですよね。メディカルモールと言ってアメリカ式なんですが、あちらはそういうクリニックは自費診療です。お金がない人はいかない。

日本は六本木の高級クリニックだって、健康保険もききますから。

歯科なら「きのうは自由診療でインプラント、きょうは保険診療で虫歯の治療。虫歯でもセラミック治療は保険がきかない」とかね。

田北　そのシステムがよくわからなくて、とてもついて行けません。

お国と奥さんのために、働いて働いて65で死す？

木村　２０２５年4月に、65歳定年が企業の義務になりますよね。国にとって一番都合がいいのは、65まで働いて、65になったら死んでくれることでしょう。

田北　実際、そのぐらいで亡くなる男性もけっこういますよね。

木村　勤労期間が長ければ長いほど、特に男性は病んで今以上に早死にしやすくなると思いますよ。
私はいま59歳ですが、60過ぎたらあとはボーナスだと思っています。まず、人生を楽しもうと。でも、かかわりのある企業を見ると、60すぎても朝早く電車に乗って、夜ボロボロになって帰宅する。それを70近くまでやっている人が、いっぱいいます。

田北　私の周りでもそういう人は多いですよ。

木村　それって楽しいのでしょうか?

田北　「ボクの人生なんだったんだろう」と思う人もいれば、元気なうちはまだまだ働きたいという人もいますね。中には、いまさら家で奥さんとどうやって過ごしていいのかわからないからまだ外で働きたいという人もいるようです。

木村　65歳定年が定着したら在職中の死亡が増えて、国の狙いどおりですよ。
愛情が冷えきった奥さんにしてみれば、夫が65歳になる直前に逝ってくれたら会社からの保険は下りる、退職金は出る。
「よく死んでくれましたー」って、万歳する人も多いのではないでしょうか。

田北　そう思う奥さんも存在するでしょうね。

木村　私は、平均寿命ってもうこれ以上、そう伸びないと思っているんです。

田北　え、伸びない？　まだ延びると思っていました。

木村　だって、命を縮めることをやってるじゃないですか。

残念ながら、健診やがん検診には意味がないことが続々と明らかになっていて、それを裏付けるエビデンス（科学的根拠）も知られてきています。

法律で、職場健診を義務にしていることが問題ですけれど。

命が延びないものをいくらやっても結局、人は長生きしないんじゃないかと。

田北　うーん、そうですか。

木村　うがった見方をすれば、定年延長をしていくってことは結局、高齢者減らし、つまり年金と医療費減らしをやっていくということになります。

田北　そうなんでしょうね。

◎「お上」に従順な日本人は、医療費の使われ方に盲目的

木村　日本人は、どういうわけか「お上」がやっていることに従順で、とりわけ医療費の使われ方については、盲目的に見えます。

田北　メディアの側にも責任があると思います。

メディアは日本の象徴のような縦割り組織です。とりわけ、厚労省や法務省、国交省は政治部と社会部の相乗りになっている社もあり、それぞれが連携してニュースをうまく拾うことができればいいのですが、抜け落ちることもある。

また、記者の関心が「予算がいくらついた」「診療報酬が高くなる、低くなる」といったメディアが好むネタに偏りがちです。

一方で、読売新聞のように医療報道に力を入れているメディアもあります。現在は読売新聞常務取締役調査研究担当ですが、南砂《みなみまさご》さんのように医大出身の記者の存在は貴重ですね。

木村　そういえば２００９年の新型インフルエンザ騒ぎの時、私は厚労省にいて、国会に呼ばれました。そのあと各新聞社からたくさん取材依頼があって、それぞれ30分ずつ、法的な問題も含めてレクチャーしたんです。

記者の名刺が束になったんですが、それが全員、科学部でした。

それから10年、私は感染症対策について同じことを言い続けてきました。

ところが今回のコロナ騒動では、インフルエンザと扱いが違うのか、科学部の記者も、前回取材を受けた新聞記者も、ひとりも来ませんでしたよ。

国民もメディアも、のど元すぎればすべて忘れる

木村　つまり、私がメディアの人にわかってほしいと思って、先方も勉強したくて来てくれて、どれだけ時間を費やしても、限界があるのです。彼らも日々たくさんの報道材料を扱うし、異動すればそこの部門の仕事がメインになって「感染症はもういいよね」となってしまう。

のど元すぎればすべて忘れて、次の感染症騒ぎが起きると、また一からやり直しです。

田北　そういう側面はあります。結局、医療や医療費に関する情報を、メディアがわかりやすく、全体像を国民に周知できてないいんじゃないかと思うようになりましたね。こんなに病院好きの国民なのに、医療の問題がないがしろにされています。新聞社も、「この人を医療記者として育成する」など、人材育成をまじめにやらないと……。

木村　しかし情報を受け取る日本国民の側も、そこまでわかっている人たちは、なかなかいませんよね。

田北　たまにいるけど、あまりいないですね。安全保障も外交も、全部そうです。私もわかっていない一人ですが。

木村　ミサイルが飛んでくると大騒ぎするけど、その時だけ。

田北　そうそう、なにかあると国民もメディアもワーッとなるけど平時は忘れています。新聞やテレビの記者は「日ごろからちゃんと準備しておけよ」って上から言われるのですが、そんな余裕はなくて。常に目の前で今、燃え盛っているネタに飛びついて、振り回されて、報道もその延長線で展開されるという繰り返しです。

毎月、引かれている健康保険料がすごい

田北　それにしても、具合が悪くなると病院に行って、私は3割負担だから「安っ。ありがとう日本」と思うんですが、全体の医療費がどれだけなのかを、ほとんど把握していません。毎年、年度末に会社の保険組合から「医療費のお知らせ」が届く時になって、1年間の窓口負担額と健保の負担額をまじまじと見て、ありがたいなーと思います。

木村　病院の支払いの時は「天国」だと思ってもね。給料から天引きされる健康保険料に関しては無関心の人も結構いますよね。

田北　そうなんです。給与明細から毎月引かれている健康保険料を見たら、だれもが「地獄だ」って思いますよね。実際に使った医療費を見て制度に感謝するものの、給与明細だけを見ていると腹が立つ。身勝手ですよね。

木村　でも、外国人にとってみれば天国ですよ。だって日本に3カ月住んだら健康保険証がもらえて、日本の病院は、なんでもしてくれるんだもの。

田北　友人が埼玉県の某市で医療事務をやっているので「木村先生と医療費の話をするんだけど、なにを話したらいい？」って聞いたら、高齢者に対しての高額医療の話と、外国人のことを言ってました。「どう考えてもおかしい」って。

外国人が日本の健康保険証を取得すると、母国から両親を呼び寄せて保険の扶養に入れ、高額医療を受けさせて、「あした母国に帰るから、薬を処方してほしい」ということがよくあるそうです。外国人の多い市なので、彼女は「これはおかしい。許せない。政府はなんとかしてほしい」って、本気で怒っていました。

木村　国民が知らないのをいいことに、テキトーなことをやっているんですよ。

「年なんだから手術やめたら」と言えない理由

田北　高額医療に関連して、高齢女性の乳がん、子宮がんについて調べていたら「患者本人が、治療をどうしたいのか」について意見交換するサイトがありました。「本人が手術に耐えられるかどうか、ちゃんと検討しましょう」ということも書いてあって、果たして患者にとって手術することが良いのかなと思ったんです。

私の知り合いから、80歳の母親に乳がんが見つかったケースについて聞いたことがあります。乳房を全摘出し2、3週間ぐらい入院した。すると、高齢だから足腰が一気に弱ったそうです。

それまで元気に水泳をしていたのに、退院後は家にいることが増えて、歩くことが減って、どんどん身体が小さくなって、1～2年で亡くなったというんです。

ここで「全摘出したのは本当に正しかったのかなあ」と考えてしまいますよね。がんを残しておいたところで、高齢者は進行が遅いから、85ぐらいまで生きられたかもしれない。死因はがんじゃなかったかもしれない。

それを考えた時に「最期の何年かを、今まで通りエンジョイさせてあげた方がよかったのでは」と思ったんですが。

木村　医者たちは、わかっているんですよ。仲間うちでは「がんなんて運命なんだから、治療してもダメなものはダメなんだよ」って言ってるんです。
でも「もういい年なんだから切るのやめたら」という医者は、ほぼいないんです。家族からのクレームとか、ほかのゴタゴタがめんどくさいからでしょうね。

田北　本人が「私は切らない。このままにしておく。あんた黙ってなさい」っていう人だったら、可能なんですけどね。

◎テニスボールをひざに挟む運動が、治療より効いた

木村　たとえば、病院側が「うちは、標準治療とは違うご希望も受けます。ただし、ご家族のクレームや訴訟は受け付けません」って堂々と掲示して標準治療と違うことを行う病院があっても良いと思います。高齢のがん患者が治療で弱らないための、セカンドオピニオン医療を始めるべきだと思うんです。

田北　治療の代わりに、「がんの治療をしないで、元気に生きていくためのウォーキング」といったアクティビティを勧めた方がよさそうです。

木村　あなたの体力で行ける場所とか、ツアーとか、より人生をエンジョイするためのプログラムを作るとかね。

田北　私の母親が、今年82なんです。２０１８年に父親が死んで、19年に一緒にポルトガルに行きまして。私があちこち連れ回したせいで、母はひざを悪くしちゃった。そのせいで、今まで散歩をずっとしていたのにしなくなったら、母は少し暗くなってしまったんです。

私がネットで「テニスボールをひざの裏に挟んでこうやって曲げるといい」という記事を帰省中に偶然見つけ、母に教えてやってみたら本当によくなっちゃった。階段も上れるようになって、またちゃんと散歩をし始めたんです。

本人も「散歩すると足が鍛えられるから、こけたりしないし健康になれる」とわかってる。自分で「最後まで健康でいたい」と思ってくれているんです。そして「何かあったら、延命治療はしなくていい。もう思い残すこともないから、そのまま逝くわ」って言うから、兄と二人で「よっしゃ、ちゃんと書いとけよ」って。

◎日本発祥のグラウンド・ゴルフが、高齢者の生きがいに

田北　木村先生、グラウンド・ゴルフって知ってます？

木村　知らないです。

田北　ゲートボールじゃないんだけれども、高齢者が木のボールを、木のスティックでコンと打つ、「パターゴルフ」みたいなスポーツがあるんです。日本発祥なんですけど。それを母がたまたま去年、地区の民生委員さんに声をかけてもらって始めたら、ハマっちゃって。週に2回、朝8時から約2時間、近所の高齢者仲間とプレーして、その後はみんなでペチャクチャしゃべって、「ああ、楽しかった」って帰ってくるんですよ。

木村　歩かなきゃいけないんですか？

田北　歩いたり走ったり。30メートルぐらい先の、ホールポストっていうミニゲートの輪にボールが入るまで、打たなきゃいけない。1チーム6人で8ホール回る目安が、1

時間ぐらいです。

いちばん高齢者は99歳のおじいさんで、走ってるらしいですよ。最年少がうちの母で、「全国大会があるから出たい」って。あんまり自分からそういうこと言う人じゃないから、びっくりですよ。

木村　すごい！　いいですねえ。

田北　グラウンド・ゴルフは子どももできるから、ファミリースポーツとしても楽しめて、いま全国に広まっているそうです。実家は田舎だからできて、都心部は難しいかもしれませんけど。

さらに、近くの警察では「老人大学」をやっていて、母が最近は「オレオレ詐欺に騙されない講習」に近所の方たちと行っていました。

そういう、生きがいや自己啓発につながる高齢者の娯楽がいろいろあるといいですよね。

木村　公費を、医療じゃなくてそういうことにどんどん投入すべきですよ。

田北　人間って、楽しめる要素が出てくると元気になれるでしょう。

木村　そうなんです。スポーツクラブだって、お気に入りのインストラクターを目がけて、70過ぎたおばあちゃんが、1時間かけて通ってくるんですよ。シューズまでトータルコーディネートして、ネイルもバッチリ。髪の毛を7色に染めてるおばあちゃんもいるし。で、1時間踊ったあと、クラブのお風呂で仲間と30分ぐらいおしゃべりしてますよ。

高齢者も今、ネットやＬＩＮＥでどんどん仲間を作って集まっている人たちも増えているし。

田北　楽しみを見つけて、元気になれた高齢者はラッキーですよね。

命を大切にと言いながら、コソッと「姥捨て」

木村　結局、高齢者のほうもかわいそうなんですよ。

受けてもメリットのない検査や治療のために、何回も何回も病院に通わされて、ベンチで何時間も待たされて、病気をうつされて。そんなところに行って「よかった」

って思わされているんだから。

まあ、病院通いが楽しみな方も多いようですけど。

田北　その医療事務をやっている友人が言うには、「おばあさんが1カ月に1回、同じ薬をもらいに来ていろいろ話すから、先生の診断は毎回一緒なのに15分ぐらい取られる。そんなお年寄りが何人もいて、ほかの患者さんにシワ寄せがいく」と。

木村　日本の開業医は、診療報酬が引き下げられているため、薄利多売を求める状況にあります。いまは医薬分業になって、クリニックは薬で儲けることもできない。そのため、患者に何度も足を運ばせて、再診料と、あとは検査料で稼ぐしかないんです。

田北　ところが、再診の診療報酬の点数も、ＡＩ査定ではねられることが増えて、友人の勤務先の先生は「不毛だ」と嘆いているそうです。

木村　あと、日本政府っていざとなると、えげつないことをやりますからね。

新型コロナの時も結局は、大きな医療崩壊を起こさなかったでしょう。あれは裏で、地方自治体が政府の意向を汲んで、みんなで「高齢者を病院に回すな」って示し合わせていたところもあるようです。

本来そういうことは、国会で議論して法改正しなければいけないのに、政府は「命を大切に」とか言いながら、そういう「姥捨て」みたいなところだけ、コソッとやるんです。

そんなことしたら訴えられるリスクもあるんだから、医療機関とか地方自治体に任せてはおけない。ちゃんと国会で決めなさい……とはならないんです。

田北 こわいなあ。まずは病院のお世話にならないように、自分の身体を鍛えることを考えた方がいいですね。

アンチエイジング志向で、美容系医療が大にぎわい

田北 クリニックで繁盛しているのは、美容系ですね。

木村 美容系はとても流行っていますねえ。シミ取りとか、シワを取るとか。保険がきくのもあるんですけど「これは保険ではできなくて」って、自由診療の方を推すのです。

田北　でも、きれいになりたいから、高くてもみんな払います。

木村　いまアンチエイジング志向が行きすぎていると思います。

それは「100歳まで生きられる」とか、「人生100年時代」って言われているせいもあると思うんです。でも実際、そこまで生きられる人は思ったほど多くないですよ。

田北　たとえ100歳まで生きられても、シャキシャキした人はすごく少ないですし。

木村　そりゃそうですよ。シャキッとしてられるのは、せいぜい70代まで。

田北　昔は60歳になるのでもえらいことで、みんな10代で結婚して子どもをたくさん産んでいたわけです。それがいつの間にか、私たちは「長く生きること」をこんなにも求めるようになっています。しかも子どもをそれほど産まずに。どういうことなんでしょう？

木村　世界的に平均寿命が延びて、世界人口の高齢化が進んでいるんですよ。

それは医療の進歩というよりも、それなりに各国の経済状態がよくなって、栄養や衛生面が改善され、水道の普及みたいなベーシックなインフラの整備が進んだ要因が大きいと思いますけれどね。

インドだって、人はいっぱい死んでも、寿命の平均値はどんどん上がっていますよね。

ただ先進国はもう、格差ができています。全体的に超高齢化しているこの日本と、州によって、平均寿命に7歳も開きがあるアメリカを比べただけでも、かなり違います。

◉日本は高齢者が生きやすい国

木村　日本は見かけ上は、高齢者が生きやすい国なんです。

田北　高齢者に優しい国ですよね。

もともと高齢者の住民が多いという事情もありますが、能登地震の被災者を見ても、高齢者がすごく多いじゃないですか。すると、医療の問題に直結しますよね。若い被災者なら簡単な処置ですむところ、高齢者はすぐ救急車に乗せて治療しなければいけない。

木村　トリアージ、救命の優先順位の問題が出てきますよね。

こういうことを言うとまた「人にあらず」とか言われますけど、高齢になって被災したらもう、仕方がないじゃないですか。ちゃんと歩けないんだから。

田北　亡くなった人の名前と年齢を見て、３歳の子どもなどがいると「ああ、かわいそうに」って思いますけど。

木村　それが90歳だと「一瞬で亡くなって、よかったかもしれない」。

80とか90になったら、いつどこで死ぬかわからないんだから、自分の故郷で逝けたのは幸せじゃないかと思うんです。

田北　直前まで団らんしていて家族全員亡くなった、と聞くと「ひとり生き残るよりはよかったかもしれない」と思う部分もありますね。

木村　たとえば「タイタニック号の悲劇」にしてもね。乗客は最高の船旅に出て「私たちって、なんて幸せなの」って思っている時に、みんな一緒に海に沈んだわけです。

それもある意味、いい人生なんじゃないかと。

田北　でもやっぱり、みんな長く生きたがるんですよ。

木村　毎日「死んだらどうしよう」って考えてないで、余生を楽しまなきゃ。

田北　寝たきりになったりしたら、介護する家族にも負担がかかりますしね。

医者の子は医者になるしかない特殊事情

木村　社会全体を見た時に、国民皆保険で誰が幸せになっているのかということです。医者だって、薄利多売で稼がなきゃならないから、クリニックには、たいして症状が重くない、高血圧などの生活習慣病の患者ばかり来るでしょう。

田北　いつも変わり映えしない診断をして、同じ薬を出して……。これでは医者も楽しくないですよね。

木村　それで稼いだお金は、大体、跡取りを医者にするために使うわけです。

田北　医者の子は医者になりますね。

木村　医者の家庭にはチョイスが少ないんです。医者の世界はすごく狭いし、医者以外の人と会う機会もあまりない。

開業している医者は、大概が夫婦で自分のクリニックで働いていますしね。自分が生まれた時に親が医者だったら、医学部以外の選択肢は考えられない。

また女性の医者は、出会いの場も、自分の年収と見合った相手も少ないし、だいたい病院にいるからそこで医者と結婚する。非常にクローズドな世界です。

私はラッキーで、うちに集まる人たちの中に、医療従事者はひとりだけ。バイトしながらダンスをやっているとか、会社員とか、主婦など顔ぶれが多彩で、楽しいですよ。

不幸せな集団である医者たちが、人を幸せにできるわけないですよね。

田北　それは厚労省の官僚たちにも言えますね。彼らの中には、医師免許を持つ医系技官が何百人もいるし。

木村　霞が関の官僚が最悪なのは、「霞が関ムラ」で固まっていることです。ほかの世界は知らないわけです。大病院と同じで、そこにいれば生活に困ることがないから「住んでいる」感覚。そんな人たちに、国民のことなんてわかるわけない。

「人の命」を握る医療業界は無敵。医師免許は最強

田北　同じように永田町の国会議員の世界も、その世界にいる人たちしかわからないことがあるわけです。

たとえば、「どんどん支持率が下がっている岸田首相の後釜は誰だ」との問いに対して、メディアは「石破だの小泉だの河野だの高市だの」書いてくるんですが、自民党の国会議員は必ずしも彼らの名前をあげませんよ。

霞が関も、外務省は外務省、道路を隔てた総務省はまた別の世界で、その中で旧自治省、旧郵政省など集団が分かれています。

ただ医者の世界と違うのは、官僚の結婚相手は霞が関の外の人が多いし、対外的な仕事も多く、世の中の常識をある程度理解しています。

木村　その中で、厚労省はほかの省庁と一線を画しています。医者の世界ほど特権意識が強い集団はないです。彼らは「人の命」を握っていると考えているから、世論を気に

せず、好き放題やっています。

田北　命を扱う仕事は無敵です。水戸黄門の印籠ですね。

木村　医師免許は日本最大の国家資格です。どんなおじいさんでも、医師免許を持っているだけで患者さんは「ハハーッ」ですから。

特に厚労省の医系技官は、医師免許と厚生労働省と両方で命を握っていますから。

田北　専門性が高い分野だから、たとえば財務省が「予算を削れ」と言っても意に介さない。「あなた方は、人の命を粗末に扱うのか。高度な医療体制を築くには、それ相応のお金がかかる」と言って追い払うのです。

赤ちゃんの心臓手術代を、なぜ公費から出せないのか

田北　命と言えば、「赤ちゃんの心臓手術が日本ではできないから、渡米して医療行為を受けさせるため、クラウドファンディングを」というような話がありますよね。

木村　日本全体で、年間の社会保障費が50兆円目前ですけど、その多くを必要のない高齢

者医療に費やしているわけです。

赤ちゃんの心臓手術代なんて、渡米したとしても億の単位ですよ。クラウドファンディングなんてさせないで、公費から出すべきですよ。

田北 最先端医療を誇る日本で、なぜ心臓手術ができないのかも不思議です。

木村 もしできないなら日本の医療レベルは低いという証ですね。もしどうしても手術ができる外科医がアメリカにしかいないなら、心臓病の赤ちゃんを飛行機で10時間以上もかけて運ぶより、その医者を日本に呼んでくればいいじゃないですか。なんでそういうことにお金が使われないのか。

田北 医療はまず、若い人の命や健康を守るためにあるべきですよね。

80、90の人はもう医療の恩恵を十分に受けたのだから、「後世のために、医療費を若い人たちに回してあげてくださいよ」と私は言いたいですが、それを言うと、「自分の親がそういう状況になっても同じことが言えるのか」と言われかねない。

本当は政治家がそれを言うべきだけど、高齢者は票田ですからね。

◎医療業界にものが言えるのは、医者集団だけ

木村　私は開業医を批判した本も書いてるし、医療業界からすごく嫌われていると思いますけど、それでも生活できているのは医師免許を持っていることは大きいと思います。

産業医の講習を受けに行って日本医師会から、今のところ、「おまえは出ていけ」と言われることもないです（笑）。医師免許を持っている以上、医療行為をしても、誰も文句言えないです。

田北　医師免許を持っていることは、本当に強いと思いますよ。

木村　それで直言をしているんですが、私はそもそも、医療業界は医者集団が変えるしかないと思っているんです。

田北　「高齢者に過剰な医療を施すのは正しいのか」ってことも、本来は医者の側から声をあげていかないと。

木村　そうなんです。私も、細々と臨床医の端くれもやっていますし、企業産業医もやっています。元北海道夕張市立診療所所長で、現在、鹿児島で開業医をしている森田洋之先生が強いのは、医師免許を持っていて、今も患者さんを診ているからですよ。

田北　現役の医師は、医療を施して人を救う喜びもあるけど、逆に「こんなにしても、昔みたいにピンピンには戻れない」ということも知っています。

家族の苦悩も見るし、なによりも本人が苦しむ姿を見るわけです。

やはり、医療業界にものが言えるのは、医者しかいないということになりますね。

木村　医学部の学生は人体解剖が必須です。人の皮を剥いてゆくことから解剖は始まります。医者とほかの職種のいちばんの違いは、それを経験しているかどうかの「見えない壁」だと思うし、それが医者を特権階級にしている部分もあると思います。

国民も、医療ジャーナリストが言っていることより「お医者さんが言ってるんだね」というほうが、特に高齢者は、耳を傾ける気持ちになると思いますよ。

本来、「医療は人の幸せのためにある」というのが大前提ですから、どんな状況にあっても、それを最後まで貫くことが医者の使命だと、私は思っています。

【著者略歴】

木村盛世（きむら・もりよ）

医師、作家。筑波大学医学群卒業。米ジョンズ・ホプキンス大学公衆衛生大学院疫学部修士課程修了。同大学でデルタオメガスカラーシップを受賞。米国CDC（疾病予防管理センター）プロジェクトコーディネーター、財団法人結核予防会、厚生労働省医系技官を経て、パブリックヘルス協議会理事長。

著書に、『誰も書けない「コロナ対策」のA級戦犯』(宝島社新書)、『新型コロナ、本当のところどれだけ問題なのか』（飛鳥新社）、『厚生労働省崩壊―「天然痘テロ」に日本が襲われる日』（講談社）、『キラキラした80歳になりたい』（かや書房）、『わるい医者から命を守る65の知恵』（ビジネス社）など。YouTube「もりちゃんねる。」は5万人以上登録。

編集協力：日高あつ子

医者にかからない幸福

2024年5月15日　第1刷発行

著　者　木村盛世
発行者　唐津　隆
発行所　株式会社ビジネス社
〒162－0805　東京都新宿区矢来町114番地　神楽坂高橋ビル5F
電話　03－5227－1602　FAX 03－5227－1603
URL　https://www.business-sha.co.jp/

〈カバーデザイン〉齋藤稔（株式会社ジーラム）
〈本文DTP〉有限会社メディアネット
〈印刷・製本〉モリモト印刷株式会社
〈編集担当〉中澤直樹　〈営業担当〉山口健志

ISBN978-4-8284-2625-9